股《こ》関節痛

こわばり・だるさ・脚長差
自力で克服！

北里大学大学院医療系研究科
整形外科学／スポーツ・運動器
理学療法学教授
高平尚伸

名医が教える
最新1分体操大全

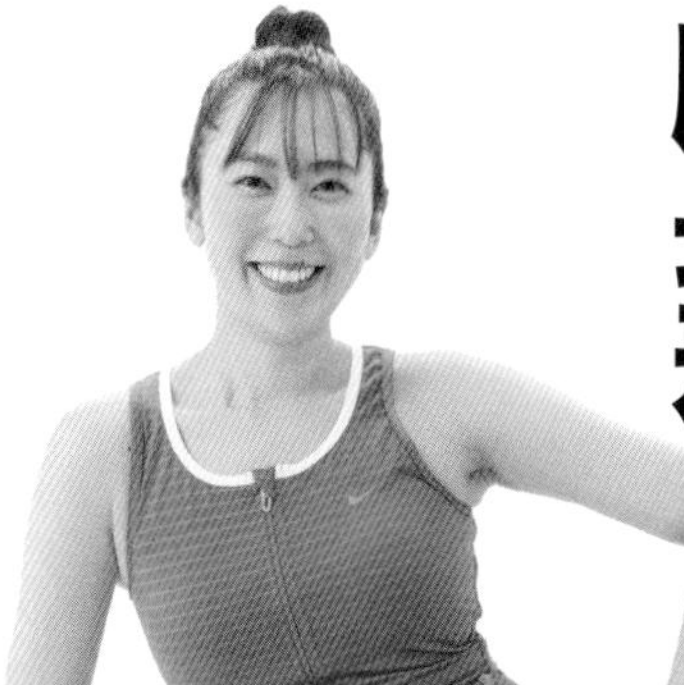

文響社

はじめに

「朝、起き上がろうとすると足のつけ根が痛む」
「長時間歩くと足が重だるい感じがする」
「イスから立ち上がるとき足のつけ根に違和感やこわばりを感じる」
「階段を上り下りすると足のつけ根がズキズキする」
「靴下をはく、足の爪を切る、しゃがむなどの動作がつらい」

こうした症状が現れたら、「股関節《こ》」という関節になんらかの異常が生じたサインかもしれません。

股関節は上半身と足をつなぐ人体最大の関節で、立つ、座る、しゃがむ、歩くといったあらゆる動作にかかわっています。それゆえ、ひとたび障害が起これば途端に生活に支障をきたしてしまう、最大の急所でもあります。このように重要な関節に、なぜ障害が起こってしまうのでしょうか。

股関節の構造

かんこつきゆう
寛骨臼

だいたい
大腿骨

こ
股関節

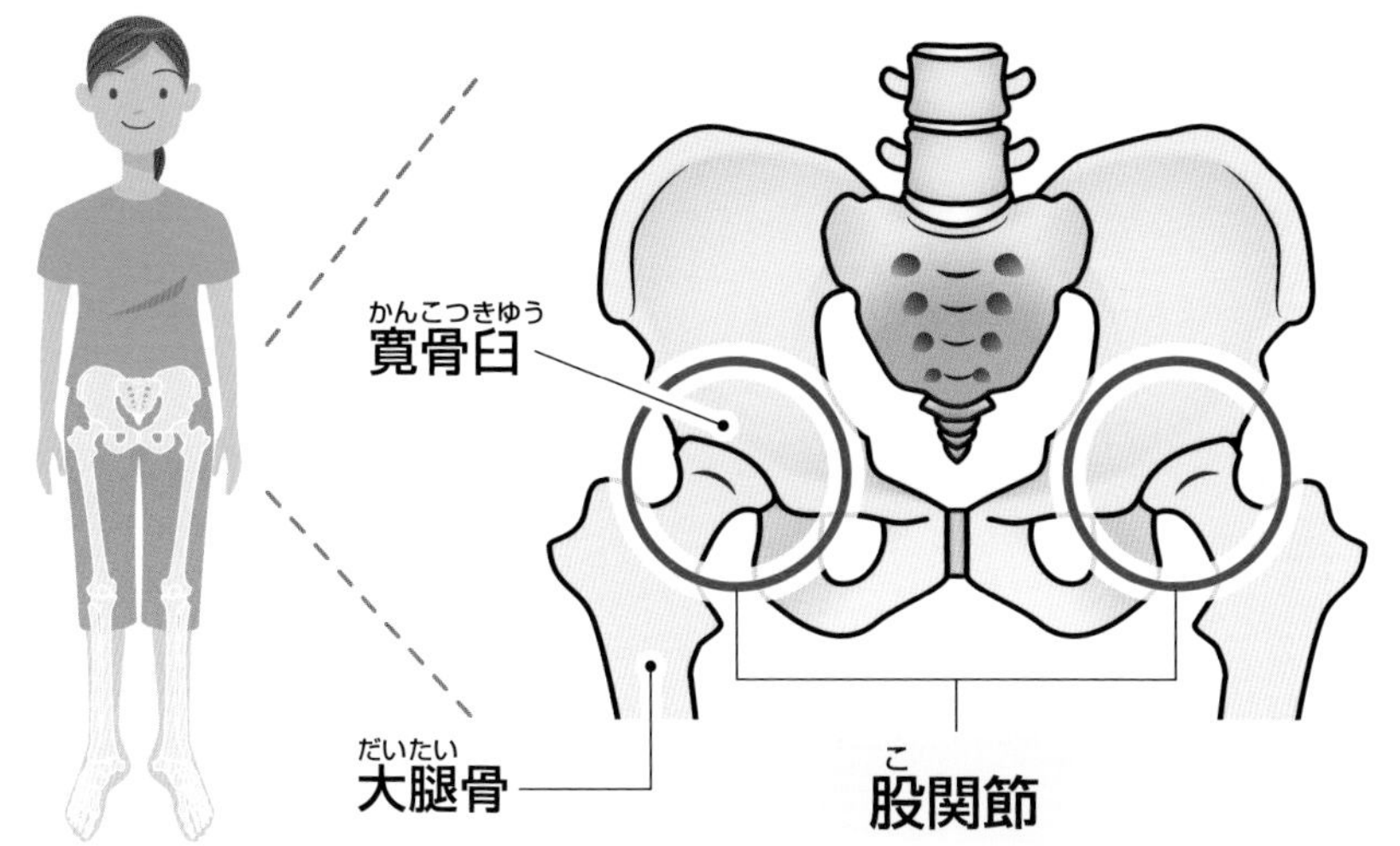

股関節は骨盤と大腿骨（太ももの骨）をつなぐ人体最大の関節で、大腿骨の上部先端が球体になっていて、それが骨盤の丸いくぼみ（寛骨臼）にピッタリとはまり込むような構造になっている。そして、22個におよぶ筋肉群が関節の動きを助けている。

　私たちの足は前後左右に動かすことができるだけでなく、持ち上げたり左右に回転させたりすることができます。これは、股関節が360度、どの方向にも動かせる自由度の高い関節で、片側22個の筋肉に支えられた複雑な構造を持っているからなのです。

　しかし、自由度が高く、複数の筋肉が複雑に入り組んでいるということは、故障しやすいという一面も持ち合わせています。さらに、股関節には上半身の体重が重くのしかかっているということも、障害が起こりやすい要因の一つといえます。

股関節痛の原因となる病気で最も多いのは、変形性股関節症です。変形性股関節症は、股関節の形態異常や体重の負荷などが原因で股関節の軟骨がだんだんすり減って変形し、痛みや機能障害を起こす病気ですが、早い段階で運動療法を取り入れれば、症状の改善が望めます。

ところが、残念ながら運動療法の重要性はまだ十分に広まっていません。病院やクリニックで診察を受けても、「画像所見では問題ない」とか「変形性股関節症ですね、お薬を出しておきましょう」といわれて薬を処方されただけ、といったケースが多く、運動をすすめられることはあっても、その内容を詳細に指導されることは極めてまれなようです。

私の患者さんからも、「運動をしたいけれど、いったいどんな運動をすればいいのかわからない」「自分の症状に合った体操を教えてほしい」という相談をたくさん受けます。

そうした悩みを抱えている人のために、私がこれまで培ってきた運動器リハビリテーションにかんする経験や、ファシア研究（本文を参照）の観点から、みなさんにおすすめできる体操を厳選したのが本書です。

変形性股関節症は、痛みで関節を動かさなくなるほど、さらに症状が悪化し痛みが増すという悪循環に陥ります。動かさないでいると、股関節周囲の筋肉や筋膜が固縮して、さらに痛みが悪化するのです。そればかりか、関節がどんどん硬くなって、動かせる範囲も小さくなってしまいます。

本書は、股関節痛に悩む誰もが運動療法に取り組めるよう、痛みを抑えるストレッチから可動域を広げる体操、脚長差《きゃくちょうさ》（左右の足の長さの違い）を補正する体操、手術後の筋トレ、生活習慣の見直しといったセルフケアまで、予防・回復・強化・再発防止といったあらゆる点で役立つ内容になっています。

いつまでも自分の足で元気よく歩けるように、本書を役立てていただければ幸いです。

北里大学大学院医療系研究科整形外科学／スポーツ・運動器理学療法学教授
高平尚伸

目次

第5章

完全版！自分の股関節痛に合う1分体操が見つかる！習慣にすれば大またでズンズン歩ける！あぐらもかける！「痛む方向別・消痛ストレッチ」……65

第1章

股関節の痛みや
こわばり、重だるさは
自力でよくなる！
100歳超えてもずっと歩けて
寝たきりを徹底防止する
股関節の「筋膜ラインほぐし」

100歳超まで元気に歩けるか否かは「股関節の若さ・強さ」で決まる

「人生100年時代」といわれる今、誰もが健康な体のまま長寿を全うしたいと思っていることでしょう。ところが、これがなかなか簡単ではありません。日本人の健康寿命（健康上の問題によって日常生活が制限されることなく生活できる期間）は、令和元年の時点で男性が72・68歳、女性は75・38歳であり、**平均寿命との差はそれぞれ約9年、約12年と大きく開いています**。つまり、10年近くも寝たきりや介護が必要な体で過ごさなければならないのです。人生の最後まで健康な体でいるには、どうすればいいのでしょうか。

そこで重要になってくるのが、**何歳になっても「自分の足で歩ける」**ということです。「老化は足から」といわれますが、歩けなくなると一気に全身が衰えてしまいます。実は、歩くことと体の健康には密接な関係があるのです。

興味深いデータを紹介しましょう。股《こ》関節骨折（大腿《だいたい》骨近位部骨折）をした人

股関節骨折と生命予後

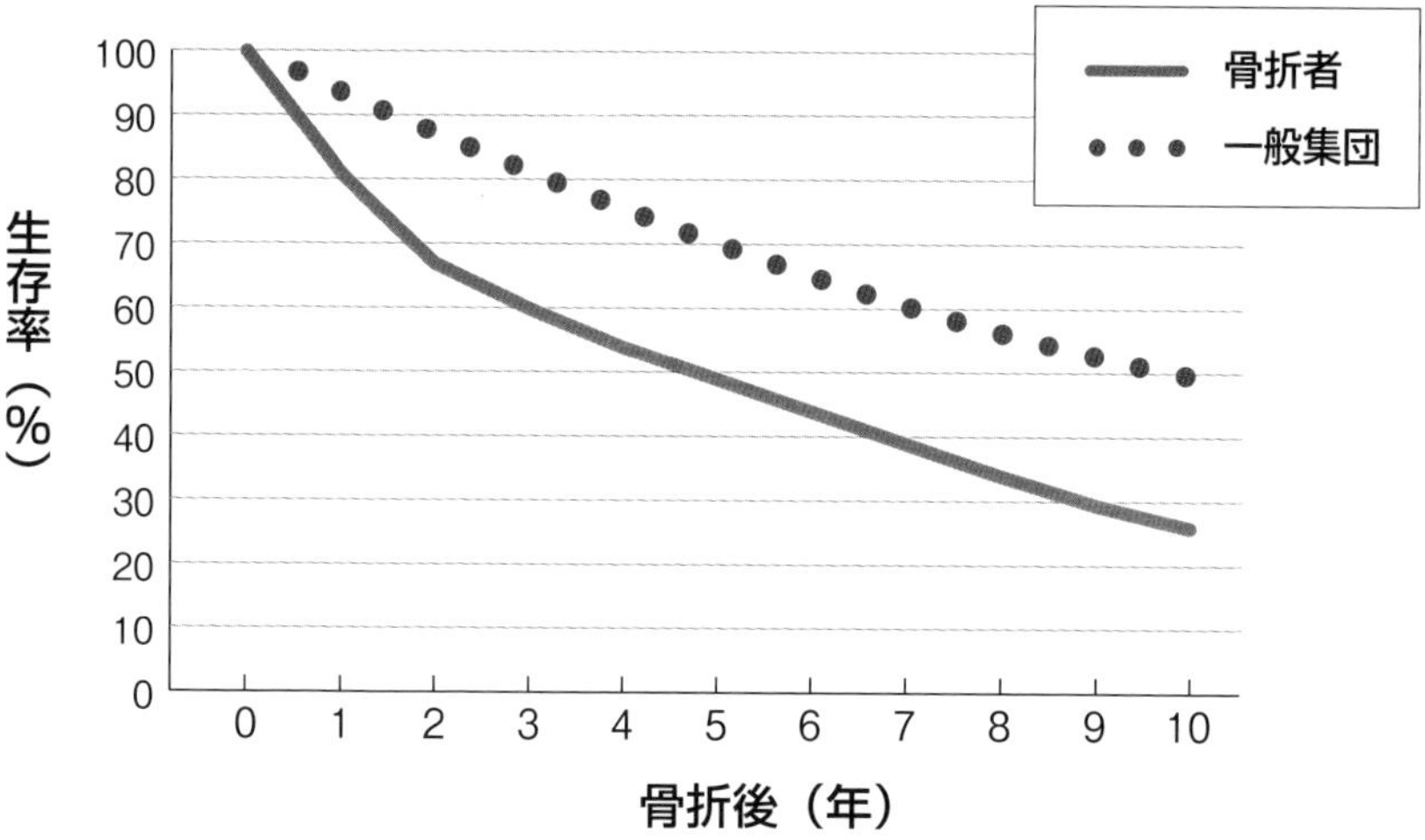

出典：Tsuboi M.et al,J Bone Joint Surg Br.2007.89.461-466.

の生命予後を調べた研究です（グラフ参照）。

これを見ると、**股関節骨折をした人の5年後の生存率は約50％にまで低下しています。**なんと2人に1人が5年後には亡くなっているのです。特に高齢者の股関節（大腿骨）骨折は長期の入院を要し、それをきっかけに寝たきりになってしまう人も少なくありません。**股関節は自分の足で歩いて健康長寿を実現するための、まさに要となる関節なのです。**

さらに、股関節は歩くために重要なだけでなく、体のあらゆる動きに関連しています。そのため、股関節が十分に機能しなくなると、全身の健康に影響が及びます。

100歳まで元気に歩くためのカギは、まさに股関節の若さや強さにあるといっても過言ではないのです。

股関節はどこにある？どのくらい動く？など最低限知っておきたい

股関節の基礎知識

股《こ》関節は、両足のつけ根の部分にあり、重い上半身を支えるとともに、歩くときの要となる重要な働きを担っています。股関節はそけい部の中心付近の深部にあるため、表面から触って確認することはできませんが、足を前後左右に動かしてみれば、だいたいの位置が把握できると思います。

股関節の動きには、次に示すように大きく六つの方向があります（図を参照）。

- **屈曲**　太ももを持ち上げ、足を前に出す動き。正常な可動域は約１２５度。
- **伸展**　足を後ろに反らす動き。正常な可動域は約15度。
- **外転**　足を横向きに開く動き。正常な可動域は約45度。
- **内転**　足を内側方向に閉じる動き。正常な可動域は約20度。
- **外旋《がいせん》**　太ももを外側にひねる動き。正常な可動域は約45度。
- **内旋《ないせん》**　太ももを内側にひねる動き。正常な可動域は約45度。

股関節は、このように複雑に動かすことのできる関節であり、これによって立つ・座る・歩くといった動作が可能になるのです。

股関節とは

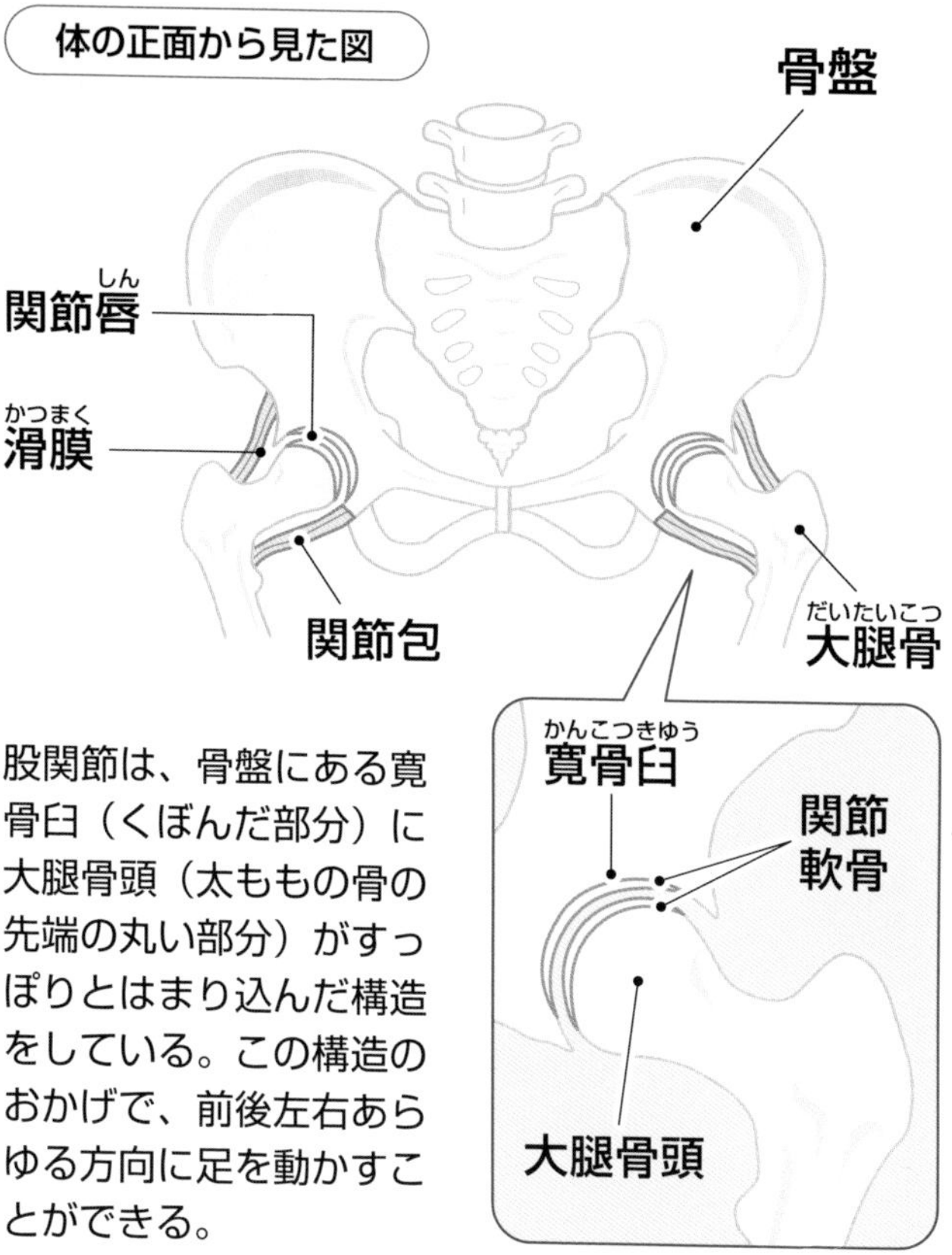
体の正面から見た図
骨盤
関節唇《しん》
滑膜《かつまく》
関節包
大腿骨《だいたいこつ》
寛骨臼《かんこつきゅう》
関節
軟骨
大腿骨頭

股関節は、骨盤にある寛骨臼（くぼんだ部分）に大腿骨頭（太ももの骨の先端の丸い部分）がすっぽりとはまり込んだ構造をしている。この構造のおかげで、前後左右あらゆる方向に足を動かすことができる。

股関節の動き

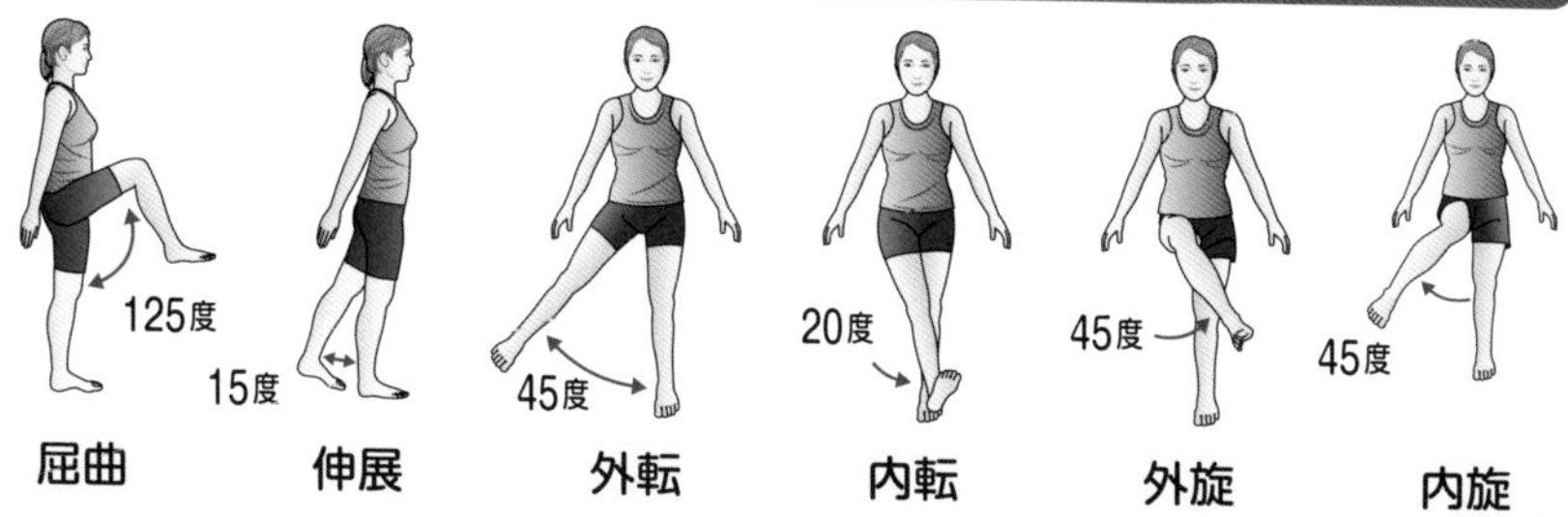
125度
15度
45度
20度
45度
45度
屈曲
伸展
外転
内転
外旋
内旋

股関節は胴体と足をつなぐ
人体最大の関節で、
体重の10倍の衝撃にさらされ傷みやすい

人体で最も大きい関節である股《こ》関節は、人体最長の骨である大腿《だいたい》骨と骨盤とをつなぐ役割を担っています。人間の足は前後左右に自由に動かすことができますが、これは股関節が**球関節という自由度の高い関節**だからです。

どのような構造かというと、大腿骨の先端（大腿骨頭《こっとう》）はボールのような形になっていて、これが骨盤にあるお椀《わん》のようにへこんだ寛骨臼《かんこつきゅう》という部分にすっぽりとはまり込んでいるのです。足が前後左右になめらかに動くのは、こうした特殊な構造のおかげなのです。また、大腿骨頭と寛骨臼の表面は2～4ミリほどの厚さの関節軟骨に覆われていて、これがクッションとなって骨どうしが直接ぶつかるのを防いでいます。

このように衝撃に強い構造ではありますが、股関節には上半身の重みによる負荷が常にかかっているため、大きなダメージが加わります。

股関節のしくみ

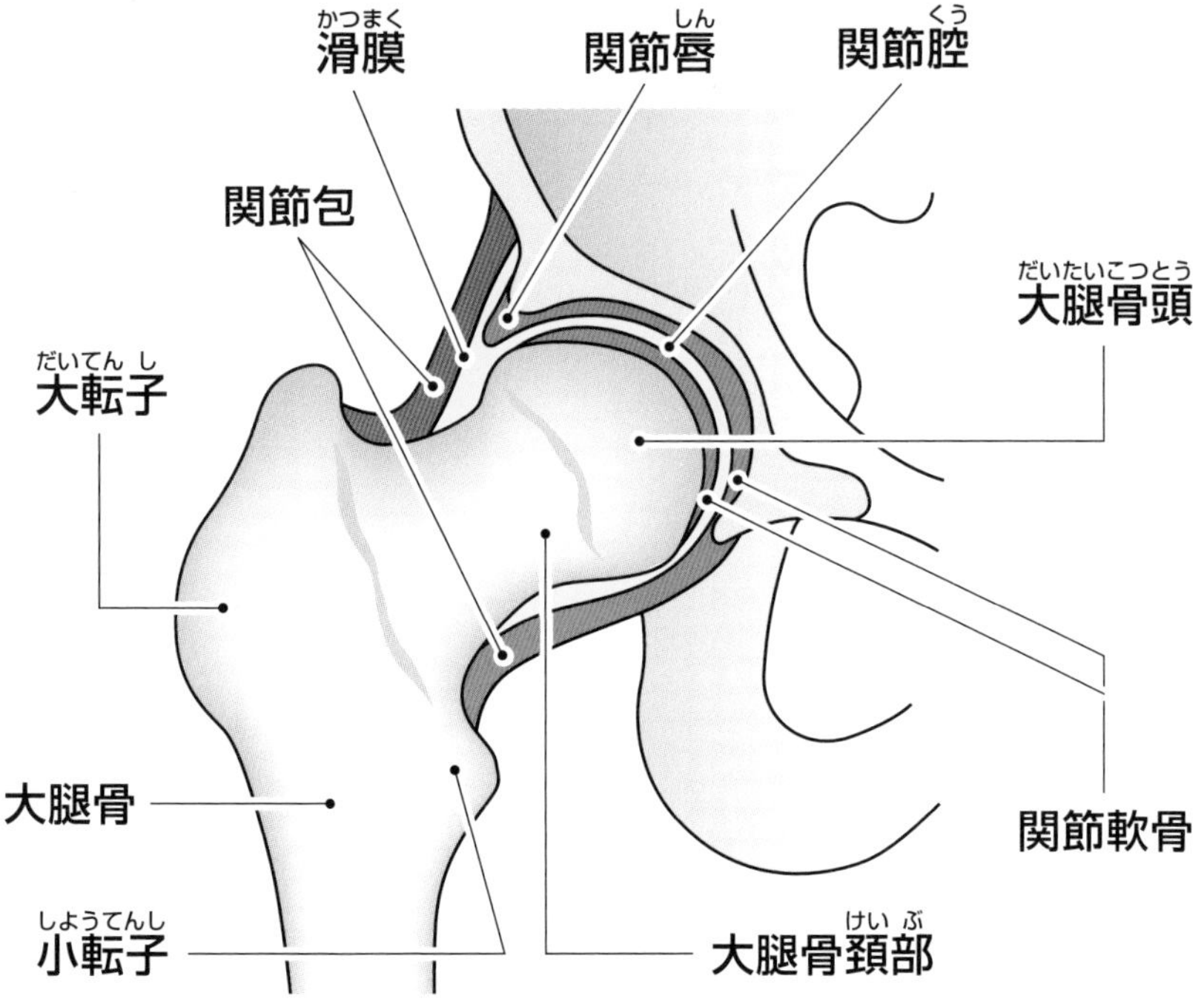
滑膜《かつまく》
関節唇《しん》
関節腔《くう》
関節包
大腿骨頭《だいたいこつとう》
大転子《だいてんし》
大腿骨
関節軟骨
小転子《しょうてんし》
大腿骨頚部《けいぶ》

股関節にかかる負荷

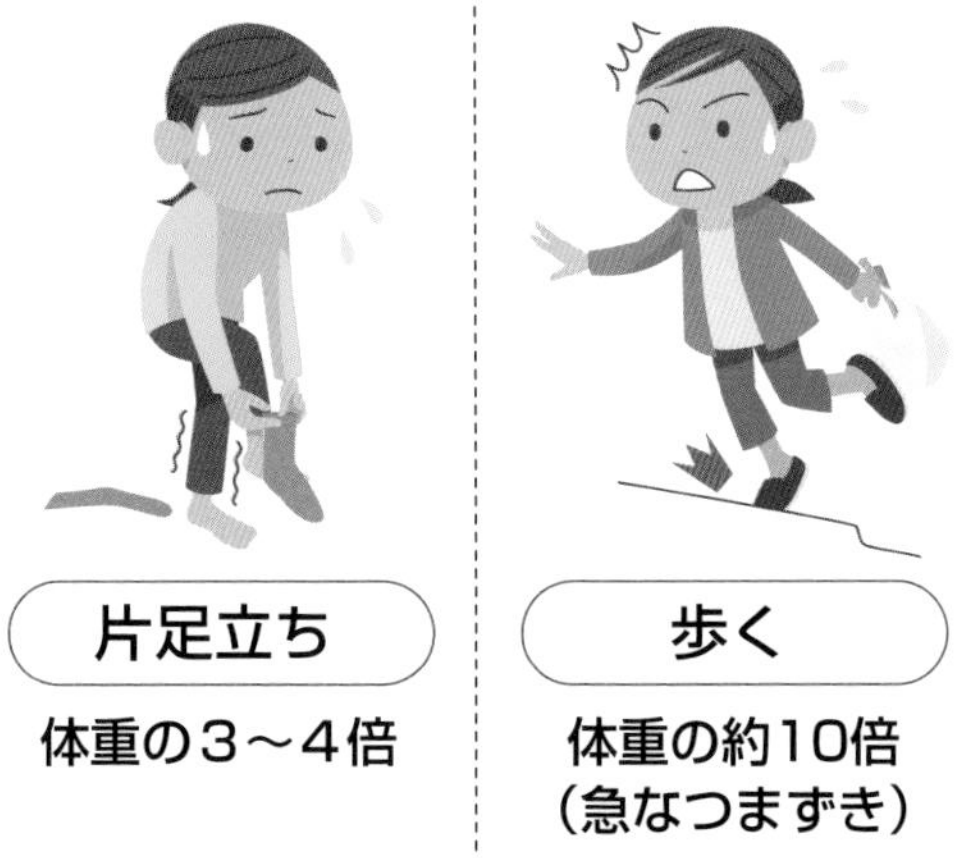
片足立ち
体重の3～4倍
歩く
体重の約10倍
(急なつまずき)

例えば、**片足立ちをした場合には体重の3～4倍の負荷がかかり、歩行時（急なつまずきなど）では10倍近い力がかかる**といわれています。そのため、非常に傷みやすい関節でもあるのです。

日本人はもともと股関節の構造が弱く、股関節を支える筋力も弱い女性は発症率が男性の5倍

股《こ》関節痛の原因で最も多いのが、関節軟骨がすり減って変形してしまう**「変形性股関節症」**です（左ページを参照）。変形性股関節症には、加齢や肥満、激しいスポーツなどで関節軟骨がすり減ってしまう**1次性**と、股関節の構造の異常などが原因で起こる**2次性**の2タイプがあります。実は、**日本人の変形性股関節症の約9割が2次性で、しかもそのほとんどが女性**です。女性の変形性股関節症の発症率は男性の5倍以上というデータもあります。

では、股関節の構造の異常とはどのようなものでしょうか。股関節は骨盤にあるお椀《わん》のような形の寛骨臼《かんこつきゆう》に、ボールのような大腿骨頭《だいたいこつとう》がはまり込んだ構造ですが、このボールの受け皿となるお椀の被《かぶ》り具合が生まれつき浅い人がいるのです。これを**寛骨臼形成不全**といいます（35ページ参照）。特に女性に多く、股関節を支える筋力が弱いと悪化しやすいので、改善には筋力強化が重要です。

股関節痛の最大原因「変形性股関節症」は早期発見が重要で放置すれば要介護リスクが倍増

股《こ》関節の痛みを招く最大原因である「変形性股関節症」は、関節軟骨がすり減って変形することで起こります。特に、大腿骨頭《だいたいこっとう》を包み込む寛骨臼《かんこつきゅう》が生まれつき浅い寛骨臼形成不全の人は、関節に大きな負荷がかかるため、関節軟骨がすり減りやすくなります。こうした人は、**変形が進む前に早期発見し、早めに対策を取ることが大切**です。

ほかにも、関節軟骨をすり減らす原因として、加齢による骨や軟骨の老化や重い物を運ぶなどの作業、股関節に負担のかかる激しいスポーツ、肥満などがあります。いずれにしても、関節軟骨が突然なくなるわけではなく、長い年月をかけてゆっくりと進行するのが特徴です。どのように進行するかは個人差がありますが、一般には、次のような経過をたどります。

①前股関節症　自覚症状は少なく、痛みを感じることがほとんどない状態。**寛**

変形性股関節症の進行

変形性股関節症の進行スピードには個人差があるが、①～④へと悪化していく。

❶ 前股関節症

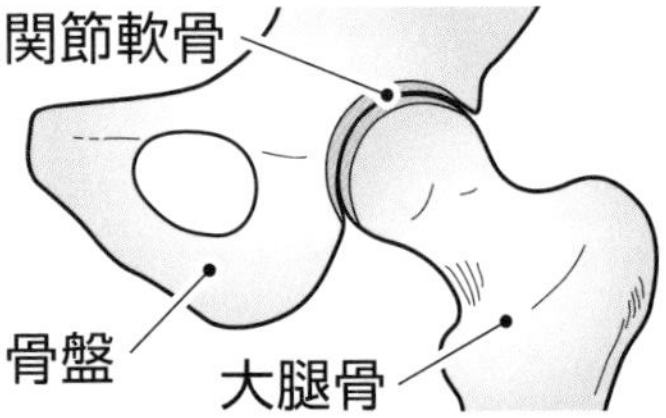

軟骨はまだすり減っていない。歩行時の痛みもあまりなく、休めば消えることが多い。

❷ 初期股関節症

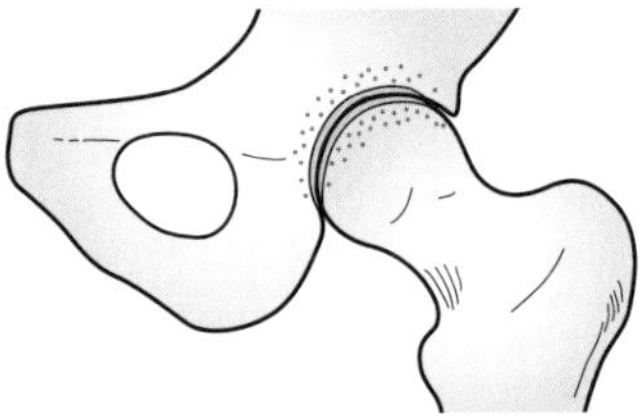

軟骨がすり減りはじめ、関節のすきまが狭くなる。痛みが生じ、骨が固くなる骨硬化などが現れる。

骨臼形成不全といった形成不全が見られても、そのほかの股関節の形状の異常は認められない段階。

②初期股関節症　X線画像を見ると寛骨臼と大腿骨頭のすきまが部分的に狭くなり、関節軟骨のすり減りが少し確認できる段階。**寛骨臼が変性**して関節軟骨に凸凹《でこぼこ》が生じ、その下の骨は硬くなっている。個人差があるが、痛みを感じる人が多くなる。

③進行期股関節症　関節軟骨のすり減りが進んで、寛骨臼と大腿骨頭のすきまがかなり狭くなった段階。骨の一部がぶつかるようになり、**「骨棘《こつきょく》」**と呼ばれるトゲのような骨が生じたり、骨の一部が吸収されて空洞が生じる**「骨嚢胞《のうほう》」**が現れたりして強い痛みが生じる。

❸ 進行期股関節症

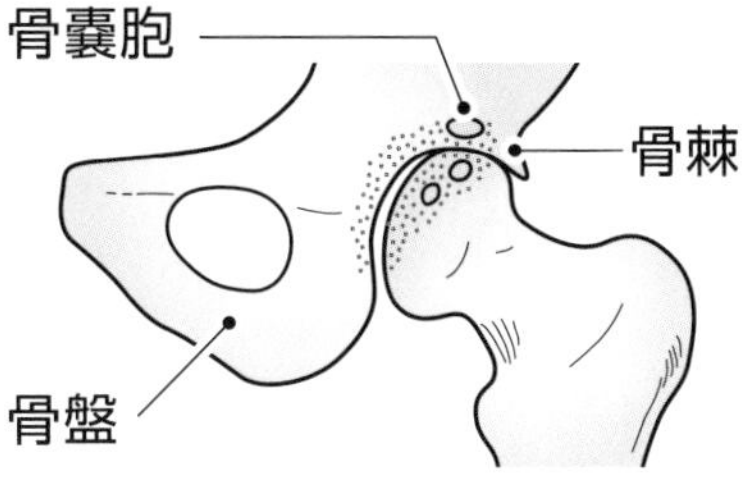

軟骨はほとんどなくなり、骨棘ができる。骨に骨嚢胞という空洞ができはじめ、痛みが強くなる。

❹ 末期股関節症

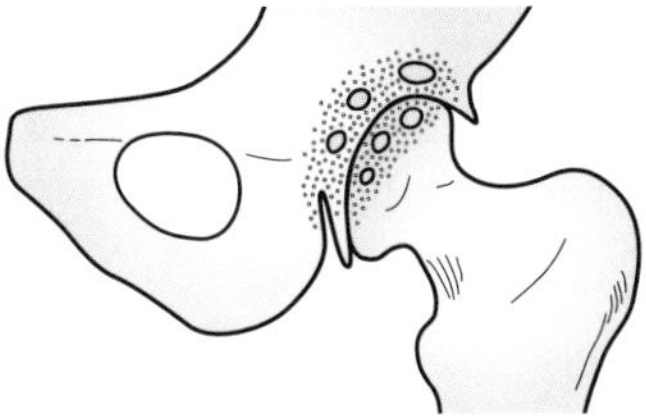

軟骨がなくなり、骨棘が増大して股関節が大きく変形する。強い痛みがあるが、さらに進行すると股関節が動かなくなってあまり痛みを感じなくなる。

④末期股関節症　関節軟骨がほぼ消失し、寛骨臼と大腿骨頭のすきまがなくなった段階で、強い痛みを感じる。骨どうしが直接ぶつかり合って、骨棘や骨嚢胞も多発する。変形がさらに進行すると股関節が動かなくなり（股関節拘縮《こうしゅく》）、あまり痛みを感じなくなることもある。

変形性股関節症は進行すると、腰やひざにも障害を起こすことがあり、歩行がますます難しくなることもあります（22ページ参照）。また、転倒や骨折の危険性も高まり、寝たきりになることも少なくありません。実際、最近の調査によれば、**要介護になった原因の2割以上を関節疾患《しっかん》や骨折・転倒が占め**ているのです。要介護にならないためにも、変形性股関節症は早期対応が肝心なのです。

腰痛・ひざ痛が慢性化して治らない人も股関節に原因がある例が多いとわかり、専門医も問題視

股関節《こ》に障害があると、その隣にある腰椎《ようつい》（背骨の腰の部分）やひざ関節にも悪影響を及ぼし、腰痛やひざ痛を招くことが知られています。

股関節と腰椎のどちらか（もしくは両方）の病態が、お互いに悪影響を及ぼして股関節痛や腰痛を引き起こすことを**ヒップ・スパイン・シンドローム**と呼びます。股関節痛と腰痛を併発するヒップ・スパイン・シンドロームは、**「背中ねこ背」**タイプと**「腰ねこ背」**タイプの2タイプに大別できます（72ジペーを参照）。それぞれ、骨盤の傾きなどが影響して痛みを招きます（くわしくは左ジペーの図を参照）。

ひざ痛の場合は、股関節が変形している側（患側）の足の太ももが**内反**（体の中心軸に対して内側に反ること）し、バランスを取って立つためにひざが**外反**（体の中心軸に対して外側に反ること）することで、ひざに負荷がかかってひざ痛を招きます。また、**脚長差**《きゃくちょうさ》（左右の足の長さの違い）が原因となる場合もあります。

股関節に原因がある腰痛・ひざ痛

ヒップ・スパイン・シンドローム

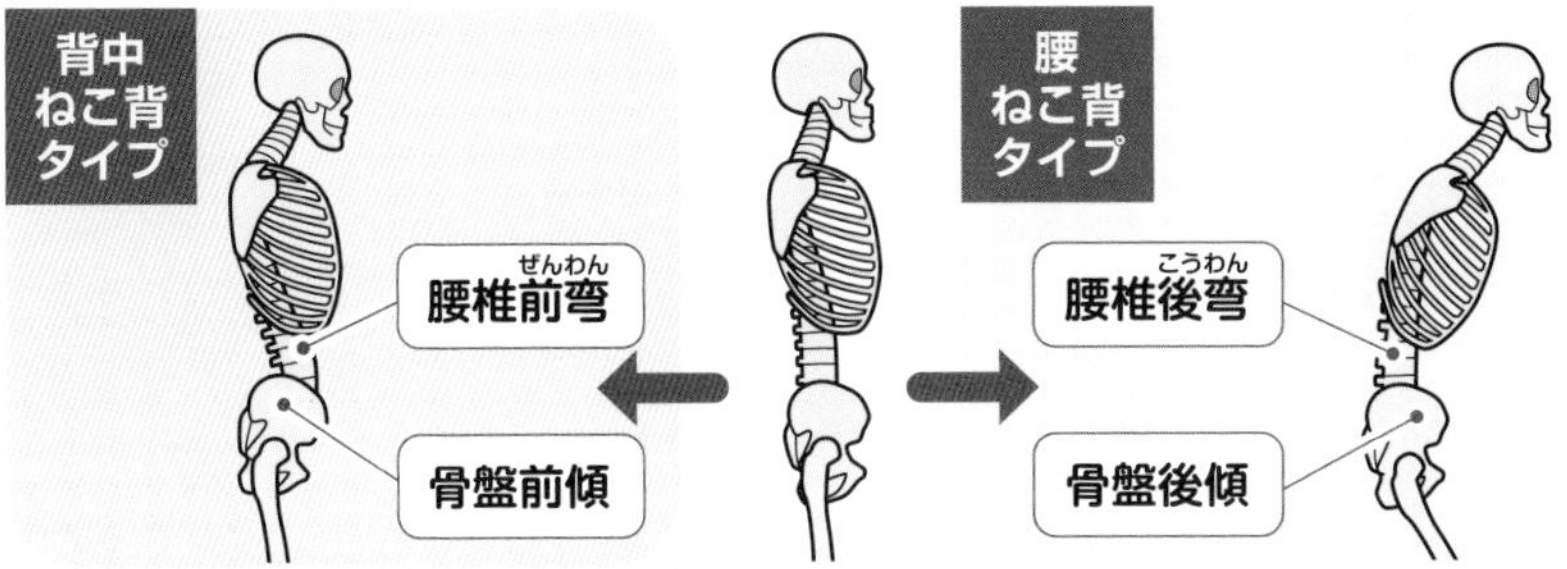

背中ねこ背タイプは、寛骨臼《かんこつきゅう》形成不全の人に多く見られる。寛骨臼の被《かぶ》りが浅い人は、それを補うために骨盤を前傾させて前のめり姿勢になりがち。そのため、バランスを取ろうとして腰椎を強く前弯させてしまい、腰痛を引き起こす。

腰ねこ背のタイプは高齢者に多い。背中が曲がって腰椎後弯と骨盤後傾を併発して腰痛や股関節痛を招く。さらに、重心が後ろにずれているため、股関節前面の靭帯や筋肉が引っぱられて、股関節の疼痛を引き起こす。

ひざ痛と股関節の関係

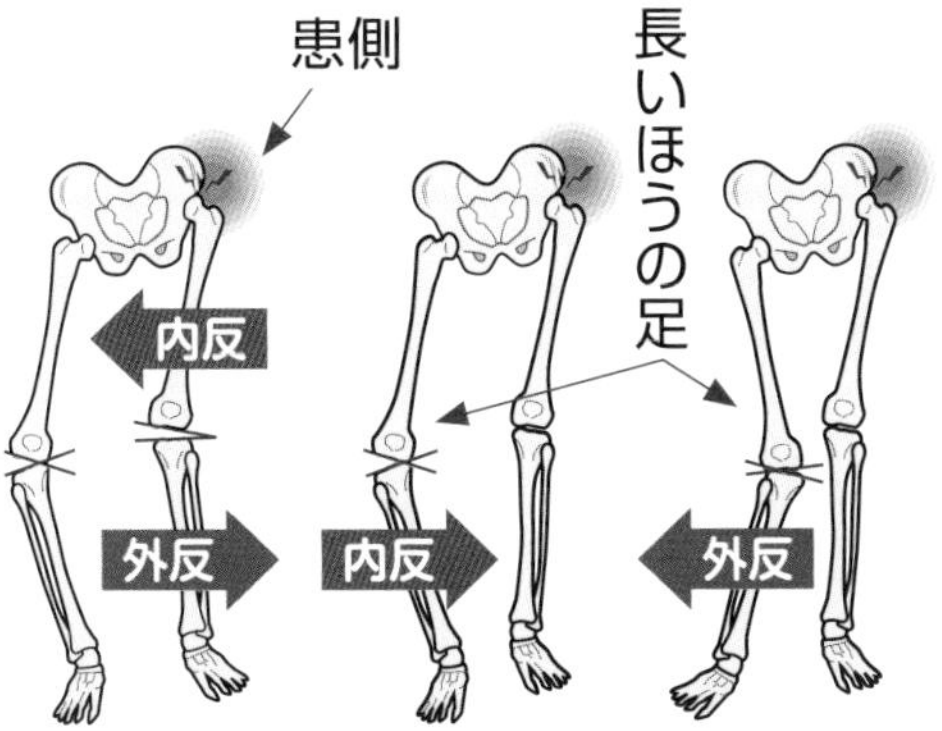

股関節の変形が進行すると、変形している側（患側）の足の太ももが内反（体の中心軸に対して内側に反ること）し、それとバランスを取るためにひざが外反（同様に外側に反ること）するため、ひざの外側に負荷がかかってひざ痛を招く。

また、脚長差がある人は、相対的に長くなっているほうの足のひざ関節を内反もしくは外反させて、長さを短くして合わせようとすることでひざ痛を招く。

横座り・足組み座り・体育座り・座りっぱなし・ねこ背・側弯など股関節痛を知らぬまに招きやすい姿勢やタイプ

股《こ》関節痛を退けるには、ふだんの姿勢に気をつけましょう。体育座りやしゃがみ込むなどの**「大きく曲げる姿勢」**、ペタンコ座りや横座り、足組み座りなどの**「大きくひねる姿勢」**、あぐらなどの**「大きく開く姿勢」**のように股関節に大きな負担がかかる姿勢は、股関節痛を招きやすいので注意しましょう。

日常生活では、座りっぱなしや立ちっぱなしなど、股関節を動かさないのもよくありません。また、ねこ背や側弯《そくわん》などの体のゆがみは股関節の変形や炎症を引き起こす原因となるので、改善する必要があります。

股関節に負担のかかる姿勢

股関節を大きく曲げたりひねったりする姿勢はさけるようにする。

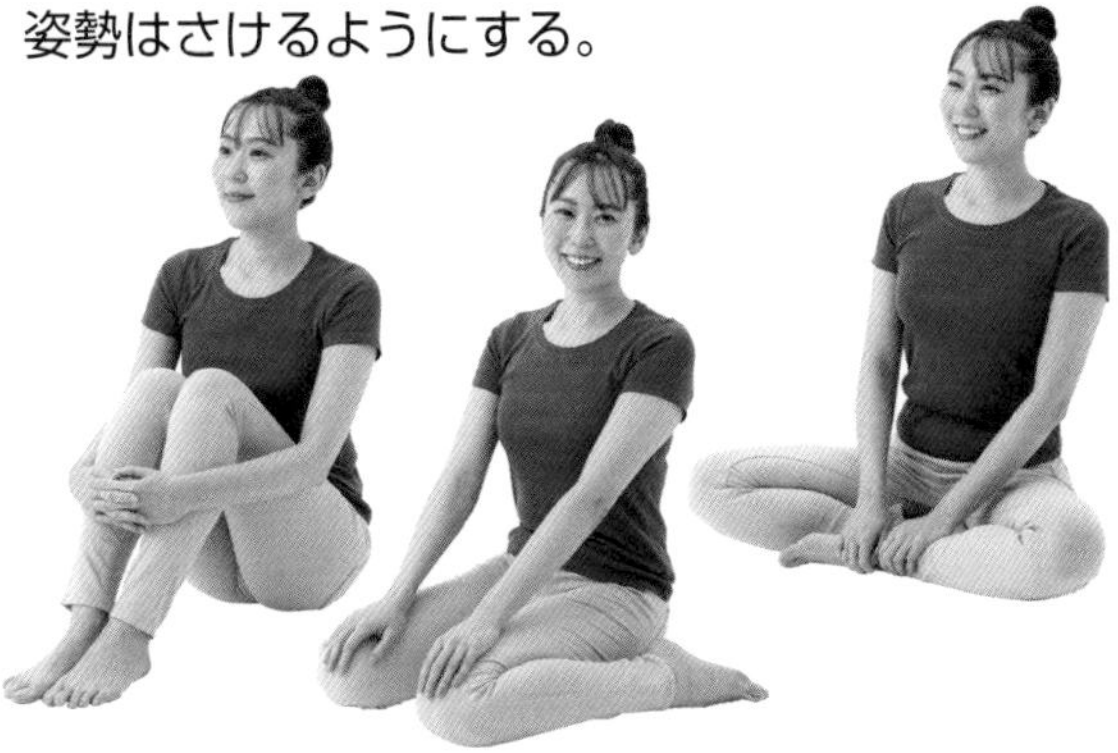

股関節痛は先天的な骨の異常のほか、股関節の筋肉とそれを覆う「筋膜ライン」の固縮が重大原因

股《こ》関節痛（変形性股関節症）を招く大きな原因の一つに、寛骨臼《かんこつきゅう》形成不全（35ページを参照）があります。寛骨臼形成不全の人は、股関節の骨盤側にある寛骨臼（大腿《だいたい》骨の受け皿）が先天的に浅く、大腿骨頭《こつとう》を十分に覆っていない状態なので、覆われていない部分をカバーするために骨盤を前に倒す（屈曲する）ようになります。この状態が長く続くと、股関節周囲の筋肉や、それにつながる**「筋膜ライン」**が屈曲した状態で縮こまってしまいます（屈曲拘縮《こうしゅく》という。40ページを参照）。**筋膜ラインとは、体じゅうに張りめぐらされた「ファシア」という結合組織のネットワークのこと**です（筋膜ラインの種類についての詳細は42ページを参照）。

みなさんは筋膜とはどんなものかご存じですか。よく例にあげられるのが、鶏のささみ肉の表面にある透明な膜です。まさに筋肉を覆っている膜なので筋膜と呼ばれています。実は、皮膚の下にはこうした筋膜のような膜がたくさんあっ

筋肉の構造

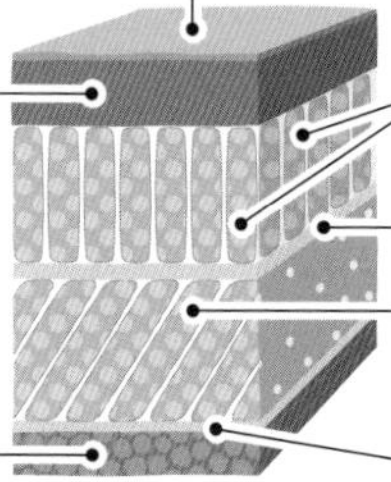
表皮
真皮
筋
脂肪組織と皮膚支帯
（皮膚を筋膜または骨膜に固定する線維束）
浅層ファシア
脂肪組織と
皮膚支帯
深層ファシア

ファシアには浅いところで層を形成している浅層ファシアと、深いところで層を形成する深層ファシアがある。

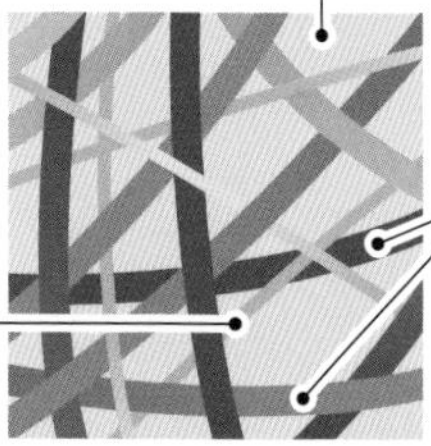
エラスチン線維
基質
コラーゲン線維

筋膜はエラスチン線維やコラーゲン線維と弾力のある基質から構成される。

て、網目状に複雑に絡み合っています。内臓など筋肉以外の器官も膜に覆われています。こうした膜を総称してファシアと呼んでいます。つまり、**筋膜はたくさんあるファシアの中の一つ**なのです。

ファシアは、コラーゲン線維やエラスチン線維などのたんぱく質と、基質という部分から構成されます。基質は適度な水分を含んだゼリー状の組織で、軟らかく伸び縮みします。ファシアのユニークな点は、先に述べたように、それぞれのファシアどうしがつながってネットワーク（筋膜ライン）を形成しているところです。

股関節痛の人の場合、股関節を支える筋肉を覆っている筋膜だけでなく、それにつながる筋膜ラインも縮こまって**固縮**（こわばって固くなること）しています。これを無理に動かそうとすることで痛みが生じるのです。

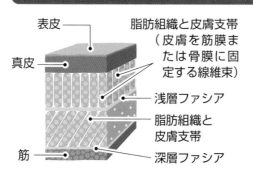

最新医学で判明！ 股関節痛は股関節を支える「22の筋肉群」と「筋膜ラインの固縮」をほぐせばすぐ解消

前述したように、皮膚の下にはたくさんのファシアが存在しています。このことは古くから知られていて、手術の経験のある医師なら、誰でも目にしているはずです。ファシアは筋肉や臓器にわたあめのようにまとわりついているので、手術の邪魔になり、医者泣かせの存在でもありました。ところが、最近になってファシアの研究が進むと、その重要性が認識されるようになり、最新医学の話題として注目されるようになってきました。

実際、**股《こ》関節痛をはじめ、さまざまな病気や痛みにファシアが影響していることが明らかになりつつあります**。股関節痛の場合、股関節を支える筋肉を覆う筋膜と、それにつながるファシア（主に体の前面の筋膜ライン）が痛みの一因と考えられています。

股関節は非常に自由度の高い関節なので、それを支える筋肉はとても複雑に入

股関節を支える22の筋肉とその働き

	筋肉名		屈曲	伸展	外転	内転	外旋	内旋
1	大腰筋	内寛骨筋	○				△	
2	腸骨筋		○				△	
3	大殿筋（上部・下部）	外寛骨筋		○	△	△	○	
4	中殿筋（前部・後部）		△	△	○			
5	小殿筋				△			○
6	大腿筋膜張筋		○		△			△
7	梨状筋	（深層外旋6筋）					○	
8	内閉鎖筋						○	
9	外閉鎖筋					△	○	
10	上双子筋						○	
11	下双子筋						○	
12	大腿方形筋						○	
13	縫工筋	大腿前面の筋肉	○		△		△	
14	大腿直筋		○					
15	恥骨筋	大腿内転筋群	○			○		
16	薄筋					○		
17	長内転筋					○		
18	短内転筋					○		
19	大内転筋（筋性部・腱性部）		△	△		○		
20	大腿二頭筋 長頭	大腿後面の筋肉		○			△	
21	半腱様筋			○		△		△
22	半膜様筋			○		△		△

○：主動作筋　　△：補助動作筋

出典：「股関節拘縮の評価と運動療法」（運動と医学の出版社）より改変

り組んでいます。細かく分けると片側だけで**22の筋肉群になっていて、屈曲・伸展・外転・内転・外旋《がいせん》・内旋《ないせん》の6方向**の複雑な動きを可能にしています。

これらすべての筋肉を覆う筋膜と、それにつながる筋膜ラインの固縮をゆるめることで、股関節痛は驚くほど改善します。そのやり方については、第4章以降でくわしく解説しましょう。

第2章

あなたに今ある股関節痛はどのくらいひどいか、手術が必要なほどかどうかがわかる「重症度チェック」

股関節痛の原因は「リウマチ性股関節症」「骨頭壊死」「大腿骨頸部骨折」などさまざまだが「変形性股関節症」が断然多い

股関節《こ》の痛みの原因となる病気で最も多いのは、「変形性股関節症」ですが（19ページを参照）、変形性股関節症という病気には厳密な定義はありません。股関節の軟骨がすり減って関節が変形していく病気を、一般的に変形性股関節症と呼んでいます。

股関節痛を起こす病気には、以下のようなものがあります。

●**股関節唇《しん》損傷**　股関節唇というのは、寛骨臼《かんこつきゅう》の縁をマフラーのように覆っている軟骨組織で、大腿骨頭《だいたいこっとう》と密着する

成人の股関節痛の原因となる主な病気

股関節の病気（変形性股関節症以外）	全身性の病気
・寛骨臼形成不全 ・股関節唇損傷 ・大腿骨寛骨臼インピンジメント（FAI） ・大腿骨頭壊死症 ・急速破壊型股関節症 ・一過性大腿骨頭萎縮症 など	・関節リウマチ　など **外傷** ・大腿骨近位部骨折 ・大腿骨頭軟骨下脆弱性骨折 ・股関節脱臼骨折 など **関連痛やその他の病気** ・ヒップ・スパイン・シンドローム ・そけいヘルニア など

股関節唇損傷

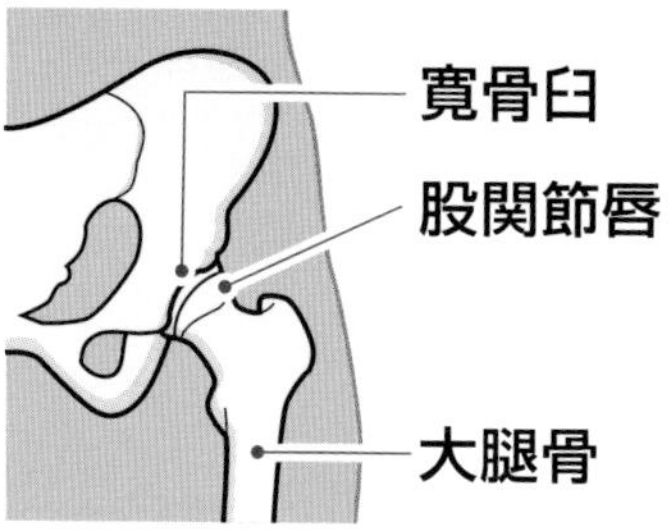

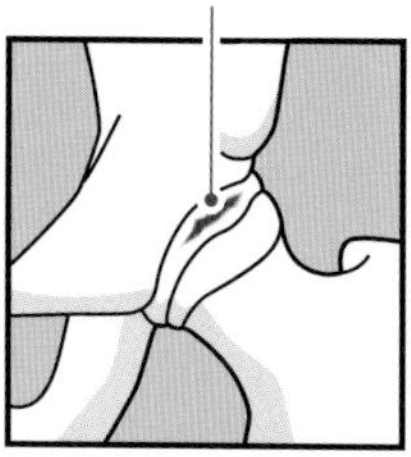

寛骨臼の縁をマフラーのように覆っている股関節唇に負荷がかかり、股関節唇の軟骨組織が損傷してしまう病気。

面積を増やして、しっかりと支える役割を担っている。寛骨臼の補助的存在だが、**寛骨臼形成不全の場合、股関節唇に負荷がかかりすぎて、損傷しやすくなる**。また、股関節を大きく動かすようなスポーツなどを行うと、大腿骨頭が股関節唇にぶつかって痛みを生じる。股関節唇の損傷が大きい場合は、手術が行われることもある。

●大腿骨寛骨臼インピンジメント（FAI） 大腿骨寛骨臼インピンジメントは最近注目されるようになった病態。インピンジメントとは「衝突・ぶつかる」という意味で、股関節の動きに伴って大腿骨と寛骨臼がぶつかり合って痛みが生じる。大腿骨か寛骨臼、もしくは両方の骨の形に異常があることで起こる。寛骨臼が過度に発達して大腿骨頭を覆いすぎたり骨棘《こつきょく》ができて大腿骨とぶつかったりする場合を**「ピンサータイプ」**、大腿骨頭の頚部《けいぶ》のくびれが太すぎて寛骨臼とぶつかりやすい場合を**「カムタイプ」**、両者を併せ持つ場合を**「複合タイプ」**と呼ぶ。痛みを伴う股関節の引っ

大腿骨寛骨臼インピンジメント（FAI）

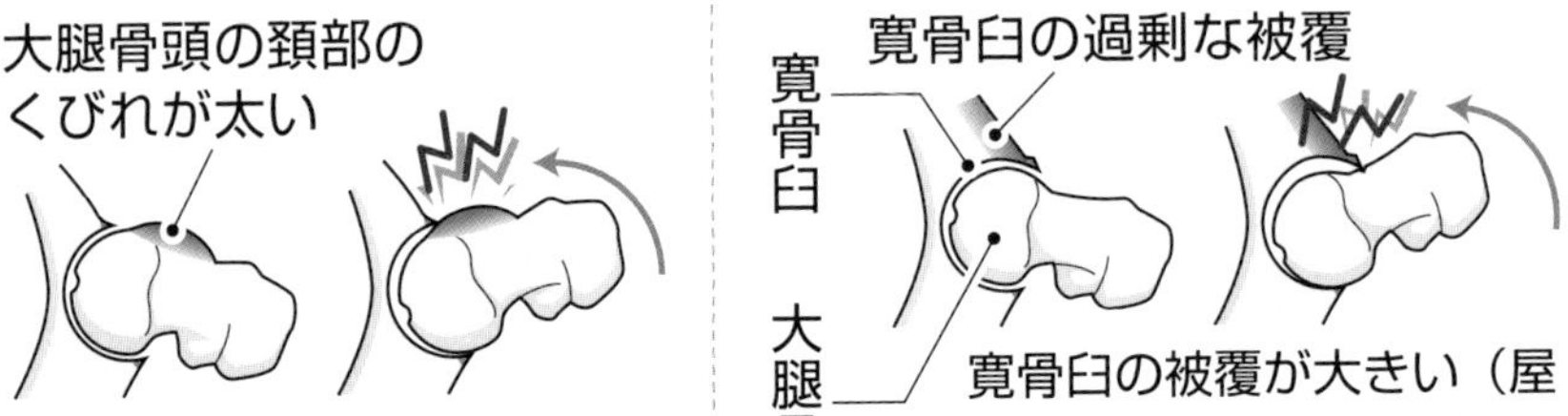
カムタイプ
ピンサータイプ
大腿骨頭の頸部のくびれが太い
寛骨臼の過剰な被覆
寛骨臼
大腿骨頭
寛骨臼の被覆が大きい（屋根が深すぎる）ことが原因で骨どうしがぶつかる。

大腿骨頭の頸部のくびれが太すぎて骨どうしがぶつかる。

かかりや不快感があり、変形性股関節症の一因にもなる。

●大腿骨頭壊死《えし》症　大腿骨頭の血流が悪くなり、骨の組織が壊死してつぶれてしまう病気。外傷など原因が明らかな**「症候性大腿骨頭壊死症」**と、指定難病の**「特発性大腿骨頭壊死症」**がある。多くは後者で、ステロイド剤の使用や大量飲酒などが関連していると考えられている。痛み止めなどの薬物療法を行うが、悪化した場合は骨切り術や人工股関節全置換術なども検討される。

●急速破壊型股関節症　股関節の変形が数ヵ月で進んでしまう病気。骨がスカスカになってもろくなる**「骨粗鬆症《こつそしょうしょう》」**が関係しているといわれ、閉経後の高齢女性に多く見られる。

●一過性大腿骨頭萎縮《いしゅく》症　大腿骨頭内の骨髄《こつずい》に**浮腫《ふしゅ》**（むくみ）が起こり、痛みが生じる病気。妊娠中の女性や中年男性に起こりやすく、対症療法のみで数ヵ月で自然治癒する良性疾患。

●関節リウマチ　全身の関節に慢性の炎症が起こり、関節の破壊が進む病気。**免疫が異常を起こし、自分自身の体を攻撃する**ことが原因と考えられている。変形は手指などの関節から始まり、股関節に発症することもある。

大腿骨頭壊死症

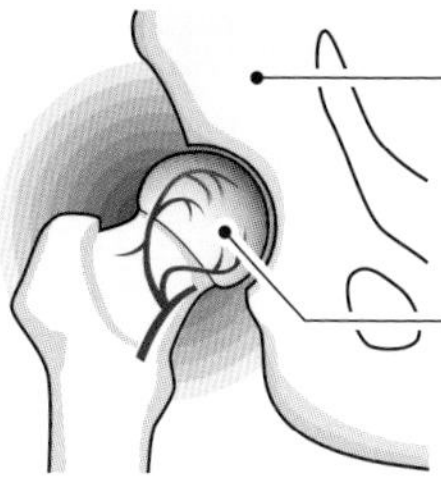

大腿骨頭の一部が血流低下によって壊死してしまう病気。初期には痛みがなく、壊死した部分がつぶれ、痛みが現れてから気づくことが多い。

●大腿骨近位部骨折・大腿骨頭軟骨下脆弱《ぜいじゃく》性骨折　股関節の大腿骨側で起こる骨折。大腿骨近位部骨折は大腿骨頸部や転子部、転子下などの骨折、大腿骨頭軟骨下脆弱性骨折は、大腿骨頭の軟骨の下の骨に起こる骨折。骨密度が低下した**骨粗鬆症**の人に起こりやすく、**高齢者**に多く見られる。

●ヒップ・スパイン・シンドローム　となり合う関節である**股関節と腰椎《ようつい》**がお互いに悪影響を及ぼして痛みなどを引き起こすことを指す。**骨盤の傾き**や脊椎《せきつい》の彎曲《わんきょく》が関係している（22ページを参照）。

●そけいヘルニア　いわゆる**脱腸**のこと。そけい部（太もものつけ根）から、**小腸や大腸の一部が脱出**した（飛びでた）状態で、股関節の痛みとして感じられることもある。手術で治療する。

リウマチ性・骨頭壊死・大腿骨頸部骨折には運動療法は不適で、薬・固定・手術で治療

関節リウマチは全身性の病気で、全身に関節炎を伴うこわばりや腫《は》れ、痛みが現れます。**治療は薬物療法が基本で、抗リウマチ薬やステロイドの投薬を行います**が、リハビリでは自重程度の負荷をかける軽い運動を行います。股《こ》関節の変形が強く日常生活に支障がある場合には、**人工股関節全置換術**が選択されます。**大腿骨頭壊死《だいたいこつとうえし》症**では**大腿骨頭回転骨切り術**、大腿骨近位部骨折では**骨接合術**（インプラントによる固定）などを行います。また、大腿骨頭壊死や大腿骨近位部骨折では人工股関節全置換術ではなく大腿骨側だけ人工物にする**人工骨頭置換術（BHA）**を選択することもあります。

外傷による股関節痛では運動は禁忌《きんき》で、まずは安静が重要です。ただし、治療後はリハビリを行いましょう。なお、大腿骨頭壊死症では、関節を動かさないで筋肉に力を入れる等尺性運動（109㌻を参照）がいいでしょう。

股関節痛の原因の9割は関節の被りが浅い寛骨臼形成不全など生まれつきの骨の異常が影響

日本人は、加齢や肥満、激しいスポーツなどが原因の**1次性**の変形性股《こ》関節症よりも、もともと股関節の形に異常があり、それが原因で発症する**2次性**が多いと先述しました（18ページを参照）。以前から、股関節症の家族歴がある人は、股関節症の発症率が高くなることが知られていました。日本人に2次性の股関節症患者が多いのは、こうした遺伝的要素も影響しているのかもしれません。

股関節の骨が正しく発育しないことで起こる病気には、寛骨臼《かんこつきゅう》形成不全や発育性股関節形成不全があります。

寛骨臼形成不全の人は、大腿骨頭を支える骨盤側の寛骨臼の被覆《ひふく》が浅く（屋根の被《かぶ》りが浅く）、大腿骨頭《だいたいこっとう》を支える面積が狭いため、関節に大きな負担がかかってしまいます。寛骨臼がどのくらい大腿骨頭を覆っているかを角度で示す指標をCE角《シーイーかく》といいますが、寛骨臼形成不全の人はこの角度が小さいのです（36ページの図

寛骨臼形成不全とは

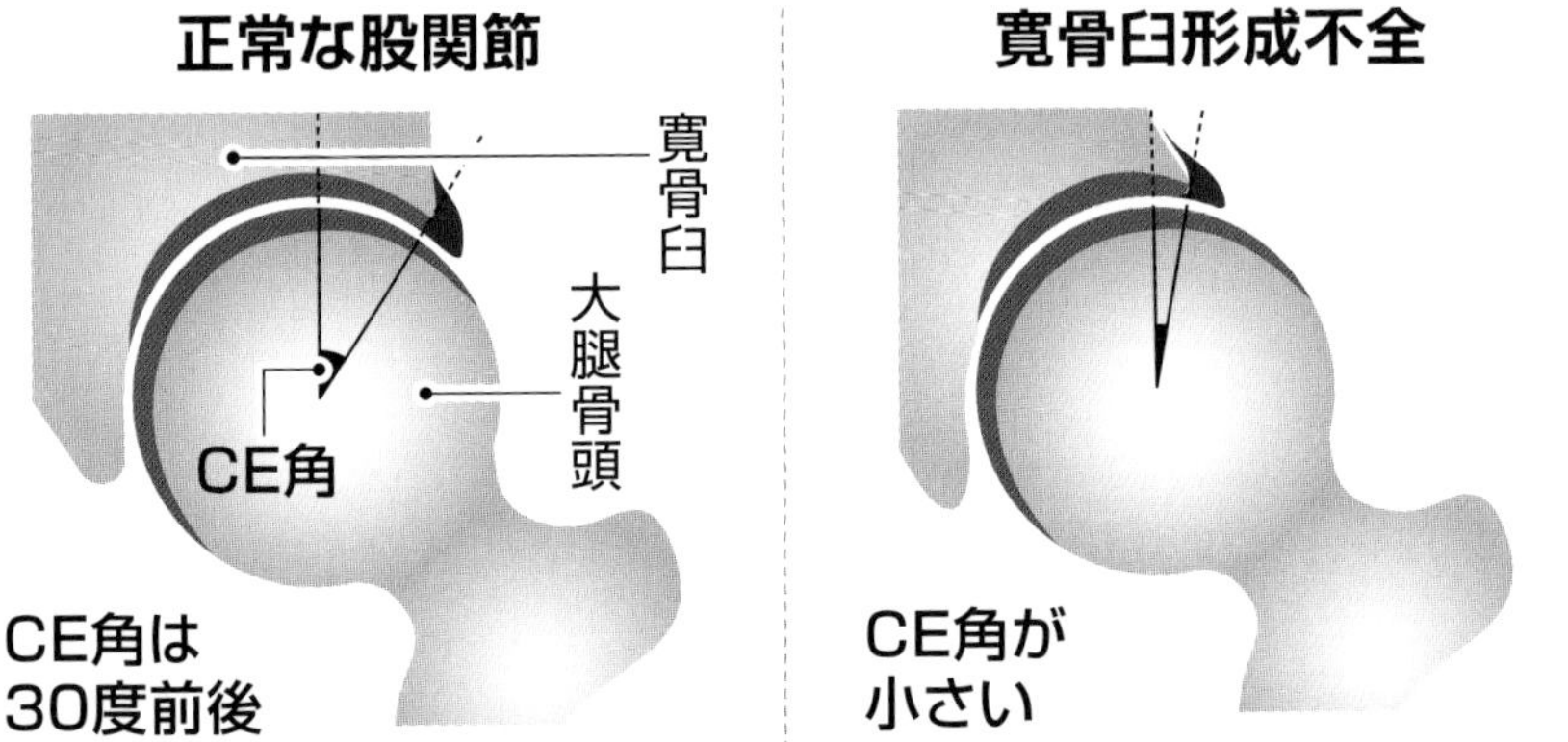
正常な股関節
寛骨臼
大腿骨頭
CE角
CE角は
30度前後
寛骨臼形成不全
CE角が
小さい

寛骨臼が大腿骨頭を適度に包み込んでいる（屋根の被りが適度）

寛骨臼が大腿骨頭を覆う面積が小さい（屋根の被りが浅い）

※ＣＥ角＝寛骨臼がどのくらい大腿骨頭を覆っているかを示す指標

を参照）。このような股関節の人は、変形性股関節症になりやすいといえます。

発育性股関節形成不全は、赤ちゃんの股関節がはずれたり（完全脱臼）、不安定な状態（亜脱臼）になったりする病気です。以前は先天性股関節脱臼と呼ばれていましたが、先天的な要素だけでなく、オムツの当て方や抱き方などの生育環境も影響していることから、現在の呼び名になりました。**装具療法**や**牽引《けんいん》療法**による整復や手術で治療しますが、大人になってから変形性股関節症を発症しやすいというデータがあります。

寛骨臼形成不全や発育性股関節形成不全の人は、日ごろから股関節まわりの筋肉を鍛え、柔軟性を保つようにケアすることが大切です。

「歩きはじめにゴリッと音がする」「上半身がゆれている」「歩きはじめに痛む」など症状でわかる「重症度チェック」

変形性股《こ》関節症は、放置すれば症状がどんどん進行してしまう病気で、**進行の度合いによって痛みや違和感、ＡＤＬ（日常生活動作）が変化していきます。**

次㌻に、変形性股関節症の進行度・重症度がわかるチェックシートを掲載しました。最近、股関節に痛みや違和感があるという人は、自分に当てはまる項目がないかチェックしてみましょう。Ａの項目群で二つ以上当てはまるものがあれば、変形性股関節症の**初期**段階である可能性があります。また、Ｂの項目群で二つ以上当てはまるものがあれば**進行期**、ＡやＢのほかに、Ｃの項目群でも二つ以上当てはまるものがあれば**末期**の可能性があります。

股関節の痛みやこわばり、違和感は、本書で紹介しているストレッチや筋トレで改善することができます。こうしたケアを行いながら、**定期的に症状をチェックして、股関節の状態がどのように変化しているかを確認しましょう。**

股関節痛（変形性股関節症）の進行度・重症度がわかるチェックシート

A	**初期**	
1	□	動きだすときに股関節が痛む
2	□	足を動かすとゴリッと音がして股関節が痛む
3	□	痛みがあるため股関節が動かしづらいことがある
4	□	股関節の痛みのため力が入りにくいことがある
5	□	お尻や太もも、ひざにこわばりや痛みがある
6	□	長時間の歩行や運動後などに足のつけ根に痛みを感じる
B	**進行期**	
1	□	イスに座っているときに股関節に痛みがある
2	□	階段を上り下りすることが困難である
3	□	床や畳から立ち上がることが困難である
4	□	バスや車への乗り降りが困難である
5	□	しゃがみ込むことが困難である
6	□	和式トイレの使用が困難である
7	□	浴槽の出入りが困難である
8	□	足の爪切りや靴下をはくことが困難である
C	**末期**	
1	□	安静にしていても股関節が痛くて苦痛である
2	□	股関節の痛みのためよく眠れない日がある
3	□	お尻や太ももがやせ細ってきた
4	□	足を広げると激痛が走る
5	□	足のつけ根がまっすぐ伸ばせない
6	□	左右の足の長さが異なる
7	□	体を左右にゆらして足をひきずるように歩く

- Aに2つ以上当てはまるものがあれば、変形性股関節症の初期段階など、股関節になんらかの病気の疑いがあります。
- Bに2つ以上当てはまるものがあれば、変形性股関節症が進行している可能性があります。痛みだけでなく、日常生活に支障が出はじめています。
- AやBのほか、Cにも2つ以上当てはまるものがあれば、変形性股関節症がかなり進行した末期の可能性があり、日常生活も困難な状態です。

※このチェックシートはあくまで目安です。股関節に異常を感じたら病院を受診しましょう。

第3章

股関節外科の専門医が断言！ほとんどの股関節痛は「1分体操」で改善できる

股関節の長引く痛みは股関節周囲の筋肉がこわばって伸ばせなくなる「屈曲拘縮」が原因

股《こ》関節の痛みやこわばり、違和感などは、股関節の形に問題があると起こりやすく、特に多いのが、寛骨臼《かんこつきゅう》が大腿骨頭《だいたいこっとう》を十分に覆っていない寛骨臼形成不全（35ページを参照）の場合です。

寛骨臼は股関節の屋根に当たる部分で、この屋根の被《かぶ》りが浅いと股関節の一部に荷重が集中してしまい、関節軟骨がすり減ったり変形が起こったりして痛みが生じます。股関節痛のある人は、それをさけるために、屋根の被りを深くしようとして**骨盤を前傾させる姿勢**を取るようになります。しかし、骨盤を前傾させると上半身が前に倒れてしまうので、上体を起こそうとして腰を反らせた、いわゆる**出《で》っ尻《ちり》（反り腰）**のような姿勢になります。さらに背中は丸まって「背中ねこ背」になってしまいます。自分がこの姿勢になっていないか気になる人は、72ページのチェック法で確認してみましょう。

骨盤前傾と屈曲拘縮

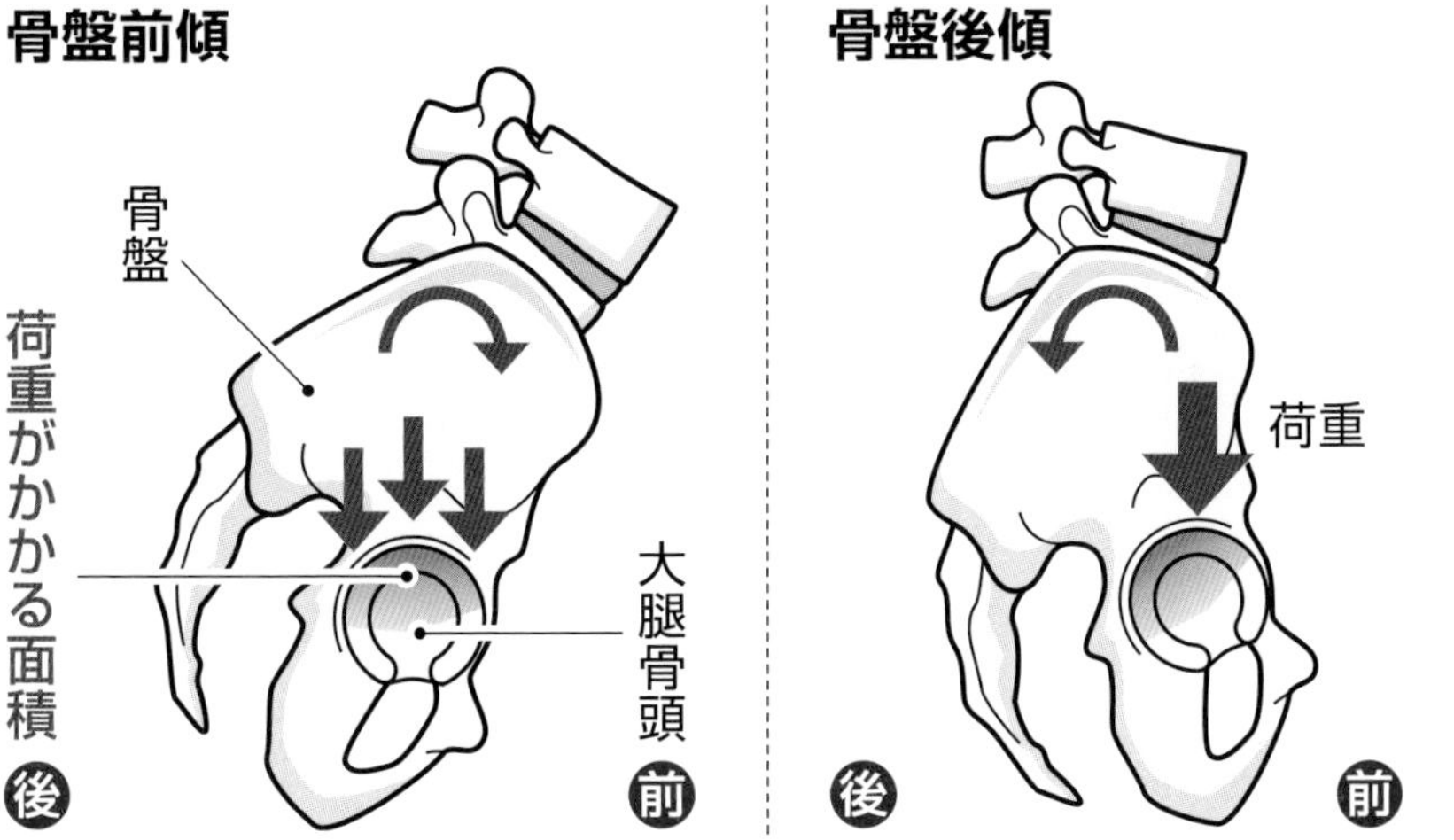
骨盤前傾
骨盤
荷重がかかる面積
大腿骨頭
後
前
骨盤後傾
荷重
後
前

骨盤を前傾させると股関節の屋根が深くなり、大腿骨頭が広い面積で覆われるようになる。すると股関節にかかる荷重が分散して痛みが和らぐが、屈曲拘縮が悪化し、腰痛を併発することもある。

背中ねこ背が常態化すると、股関節が屈曲した形で関節が固まってしまう**「屈曲拘縮《こうしゅく》」**という状態になります。股関節痛の人によく見られるのが、この屈曲拘縮になっているケースです。**屈曲拘縮になると、筋肉や筋膜、腱《けん》のほか、関節を覆っている関節包まで固くなり、関節が伸ばしづらくなって、可動域が狭まってしまいます。**また、関節を大きく動かさなくなるので、股関節を支える筋肉の力も衰えてしまうのです。

屈曲拘縮を予防・改善するには、日ごろから股関節のストレッチや筋トレを行って、股関節を柔軟にしておくことが肝心です。

股関節の屈曲拘縮を正すには、第1に、全身の姿勢を決める「4大筋膜ライン」の固縮をゆるめるのが重要

股《こ》関節の屈曲拘縮《こうしゅく》（40ページを参照）では、主に股関節を屈曲させる筋肉や、その筋肉の筋膜や腱《けん》、関節包などが固まってしまいます。

それならば、股関節の屈曲にかかわる筋肉だけストレッチすれば屈曲拘縮を改善できると考えてしまいますが、そう簡単な話ではありません。

もちろん、こうした筋肉群をストレッチしてほぐしてあげるのは大切です。しかし、一度固まったこれらの筋肉群をほぐすのは容易なことではありません。というのも、これらの筋肉群は、全身にあるほかの筋肉などと**筋膜ライン**によってつながっているからです（筋膜ラインについては25ページを参照）。

特に、股関節の屈曲にかかわる筋肉群は、体の前面にある「フロントライン」という筋膜ラインと密接に結びついています。つまり、**フロントライン全体を伸ばすようなストレッチをすると、無理なく効率よく股関節の固縮をほぐしてゆる**

4つの筋膜ライン

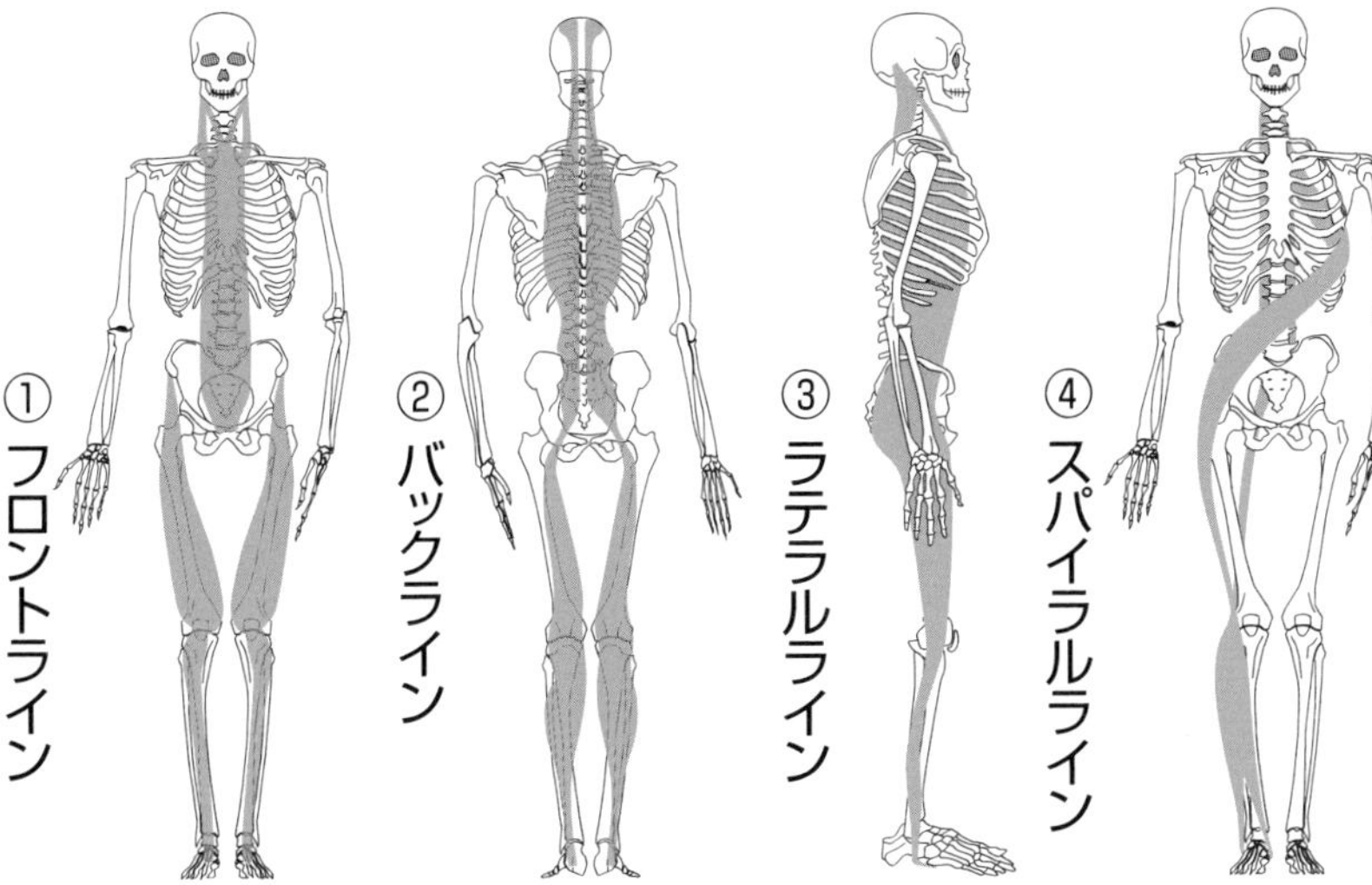

めることができるのです。

ところで、筋膜ラインはフロントラインだけではありません。大きく分けると、体の前面を覆う**「フロントライン」**、体の背面を覆う**「バックライン」**、体の側面を覆う**「ラテラルライン」**、体に巻きつくように覆う**「スパイラルライン」**の**4大筋膜ライン**が存在し、これらが全身の姿勢に影響しています。

各筋肉と筋膜ラインは密接にかかわっていると説明しましたが、それぞれの筋膜ラインどうしも全く無関係ではなく、かかわり合って存在しています。ですから、屈曲拘縮を改善するには、フロントラインの固縮を取るだけでは不十分で、4大筋膜ラインのすべてを意識した、体全体のバランスを考えたケアを行うことが大切なのです。

4大筋膜ラインの固縮をゆるめる
最高の方法は股関節を回すように動かす
「360度動的ストレッチ」

一般に、ストレッチ（正式にはストレッチング）には、ジワジワとゆっくり筋肉を伸ばす**「静的ストレッチ」**と、反動などを利用してリズミカルに筋肉を動かす**「動的ストレッチ」**があります。

四つの筋膜ラインの固縮を同時にほぐすには、複数方向にリズミカルに動かす動的ストレッチが向いています。しかも、**360度すべての方向によどみなく連続的に動かすには回転運動が最適**です。

第4章で紹介する「3Dジグリング」は、まさに360度の動的ストレッチであり、短時間でも高い効果が得られるので、ぜひ試してみてください。

ストレッチの種類

動的ストレッチ

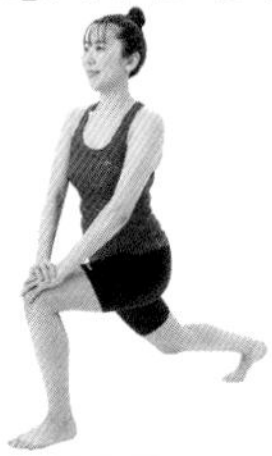

静的ストレッチ

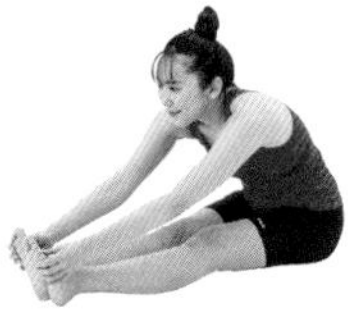

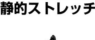

動的ストレッチ		静的ストレッチ
複数方向	方向	単方向
高い	強度	低い
柔軟性やパフォーマンスの向上、ケガ予防	効果	可動域改善、疲労回復、リラックス

第2に22個の筋肉群の「ほぐし」と「強化」も重要で痛みの再発を防ぎ変形性股関節症の進行も抑える

どの関節についてもいえることですが、変形したり痛みが生じたりしている関節では、ほとんどの場合、その関節を支える筋肉が衰えて筋力低下が起こっています。特に**股関節**《こ》**のように大きな荷重がかかる関節では、筋力低下によるダメージが深刻**です。筋肉が衰えて上半身の体重を十分に支えられなくなると、強い負荷がかかって関節軟骨がすり減ったり骨が変形したりして変形性股関節症を発症します。

また、股関節に痛みのある人は、股関節の筋肉が固縮して**屈曲拘縮**《こうしゅく》を起こしていることが多く、これを解消するには、股関節の筋肉をほぐす必要があります。

股関節は、**22にも及ぶ数の筋肉群**によって支えられています（27ページを参照）。屈曲拘縮を改善し、痛みを抑え再発を防ぐには、これらの筋肉すべてをまんべんなくほぐし、鍛えて強化する必要があるのです。

第3に股関節内の滑液の循環不足や軟骨減少の対策も必要で関節を上下にゆする「ジグリング」で改善

車のエンジンのように、激しく同じ動きをくり返す機械には、摩擦や摩耗《まもう》を防ぐためにオイルをさします。これと同じように、人間の関節においても、関節の滑りをよくして関節軟骨の摩耗を防ぐオイルの役割を果たす**「滑液《かつえき》」**というものが存在します。

滑液は、関節を包む関節包の内側にある滑膜《かつまく》から分泌《ぶんぴつ》される、透明あるいは薄い黄色でやや粘りのある液体です。滑液には、関節の動きをなめらかにするという働き以外にも、重要な役割があります。それは、**関節軟骨に栄養を供給する**という働きです。実は、関節軟骨には血管や神経が通っていないので、滑液から栄養を受け取る必要があるのです。そのため、関節包の内部で滑液がよく循環していないと、関節軟骨に十分な栄養が行き渡りません。屈曲拘縮《こうしゆく》（40ジペー を参照）を起こしている場合は、滑液が循環しにくく、滑膜炎を生じやすくなります。

ジグリングとは

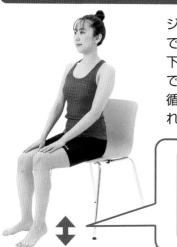

ジグリングは、いわゆる貧乏ゆすりのことで、爪先を床につけてかかとを小刻みに上下動させる運動。股関節を細かく動かすので、股関節の関節軟骨に栄養を送る滑液の循環が促され、軟骨の再生を促すと考えられる。

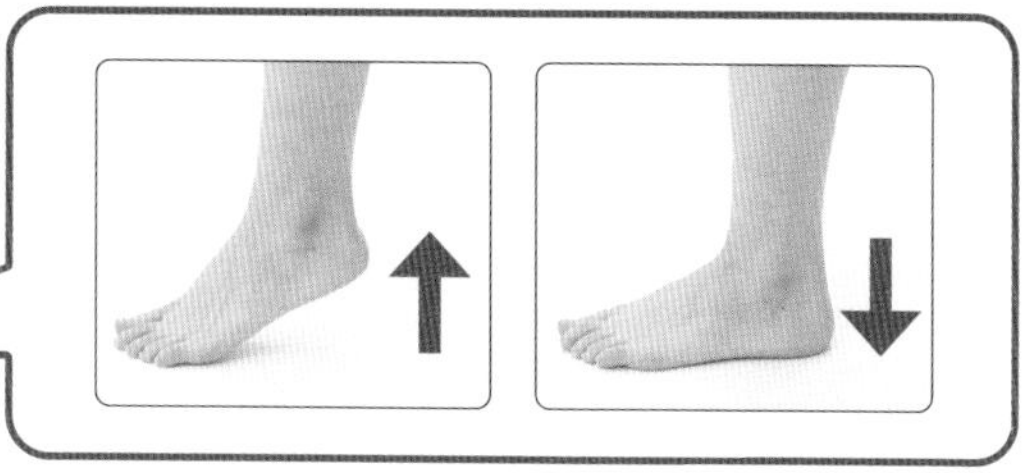

滑液を循環させるには、関節を動かすことが最も効率的で、細かく動かすだけでも効果があります。そのやり方の一つに、**「ジグリング」**という運動があります。ジグリングとは、上の図のように、爪先を床につけてかかとを小刻みに上下動させる**「貧乏《こ》ゆすり」**のことです。ジグリングは、変形性股関節症の改善に役立つ運動として知られ、私が教授として教鞭《きょうべん》をとる北里大学大学院医療系研究科や医学部でも、関節温存のための保存療法としてジグリングが役立つことを研究・報告しています（53ページを参照）。

ジグリングは、滑液の循環を促したり、股関節周囲の筋肉群の緊張をほぐしたりして痛みや可動域を改善するとともに、自己修復能力を誘発して股関節の自然治癒力を促進し、変形性股関節症を改善に導くものと考えられます。

股関節の筋肉・筋膜ラインの固縮をほぐし
ジグリング効果も高めた
「３Ｄジグリング」なら股関節痛が急改善

これまで説明してきたように、股《こ》関節の痛みを改善するには、股関節周囲の固縮した筋膜とそれにつながる**４大筋膜ライン**をゆるめ、股関節を支える**22の筋肉群**を鍛えるとともに、**滑液《かつえき》の循環**を促すことがとても大切です。そのすべてを一つにまとめたのが、私が病院やクリニックで股関節症の患者さんに指導している**「３Ｄジグリング」**という体操です。

３Ｄとは立体的という意味です。ふつうのジグリング（46ページを参照）は細かい上下の動きのみの連続運動ですが、この体操は前後左右上下の動きを含む連続運動なので、３Ｄジグリングと呼んでいます。

３Ｄジグリングは、フラダンスのように腰を回転させる動きなので、四つの筋膜ラインや22の筋肉群すべてに作用し、優れた効果を発揮します。次章でやり方をしっかりマスターして、症状の改善に役立ててください。

第4章

股関節痛がスッと引き
全方向への可動域も広がり
断然歩きやすくなると
大学病院で指導する速効運動療法
「3Dジグリング」

一つの動きで22の筋肉と4大筋膜ラインの固縮をゆるめ滑液循環を促進して股関節痛を抑える「3Dジグリング」

第3章で、股関節の痛みが長引く場合は、股関節周囲の筋肉群が衰え、股関節が屈曲した形でこわばり伸ばせなくなる「屈曲拘縮《こうしゅく》」の状態にあること、これには筋膜ラインの固縮《こ》がかかわっていることなどをお話ししました。それならば、これらを正常な状態に戻せば、痛みの改善が見込めることになります。それには、**股関節周囲の筋肉群を鍛えたり、4大筋膜ラインのこわばりをほぐしたり、さらに、関節軟骨を包む関節包内の滑液《かつえき》を増やして循環をよくしたりすることが大切です。**

これらをすべてクリアできる運動が「3Dジグリング」です。

ジグリングはもともと貧乏ゆすりのような小刻みな上下の動きをいいます。上下動をすると、それが適度な刺激となって滑液の循環がよくなります。しかし、一般的な貧乏ゆすり運動では股関節周囲の筋肉群を鍛えたり、筋膜ラインをほぐ

3Dジグリング

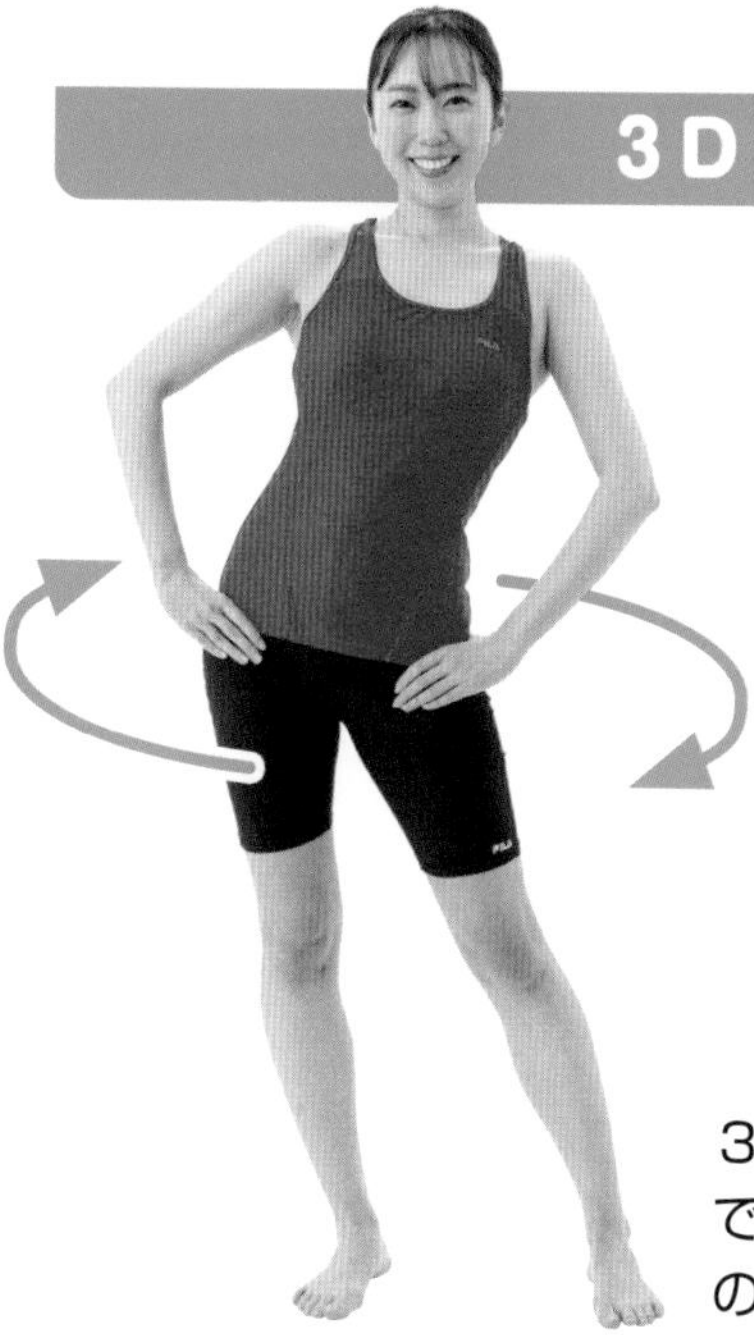

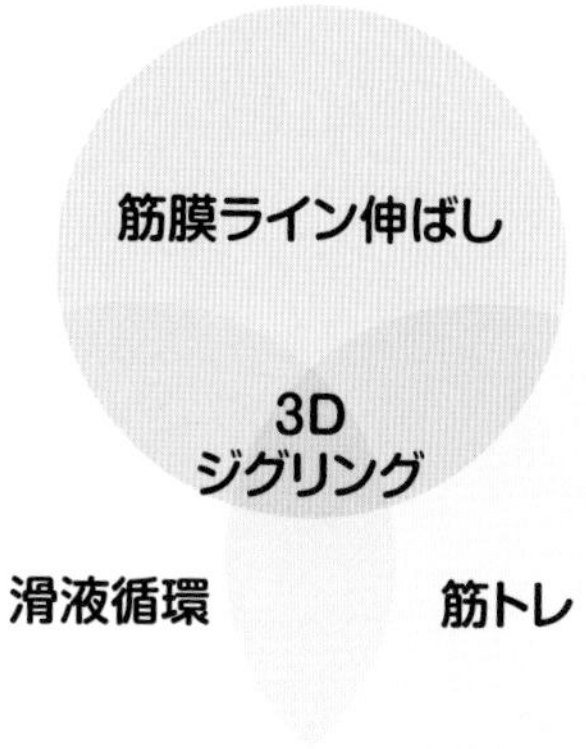

3Dジグリングは股関節を大きく回す運動で、筋膜ライン伸ばし、滑液循環、筋トレの3つの効果が期待できる。

したりする効果はあまり期待できません。

そこで、ジグリングをもとに、筋トレや筋膜のほぐし効果も得られる動きはないかと考案したのが、**立体的な動きを加えた3Dジグリング**です。やり方は55ページ以降でくわしく紹介しますが、ひと言でいうと腰を大きく回す運動です。**上下動だけでなく全方向に動かすことでジグリングの効果が高まり、股関節やひざを少し曲げるスクワットに近い姿勢も含まれるので、股関節の筋肉を鍛えることができます。**

3Dジグリングの効果はX線画像からも確認されています。股関節の痛みから一日も早く解放されるためにぜひ試してみてください。

「3Dジグリング」は腰を細かく回す簡単体操でフラダンスのように股関節の痛みを抑え再発も防ぐ

3Dジグリングの動作と似たものにフラフープ回しがあります。しかし、この二つは似て非なるものです。**フラフープ回しは棒立ちに近い姿勢で腰をグルグルと動かしますが、3Dジグリングはむしろフラダンスに近い動きです。**

フラダンスの動きを思い出してください。腰をしなやかに大きく動かし、股《こ》関節やひざを曲げて腰を落としている点もフラフープ回しとは異なります。

一時、女性たちの間でフラダンスがウエストを引き締めると大いに流行したことがありますが、フラダンスの動きは股関節の痛みを抑えるとともに、再発防止効果も期待できます。

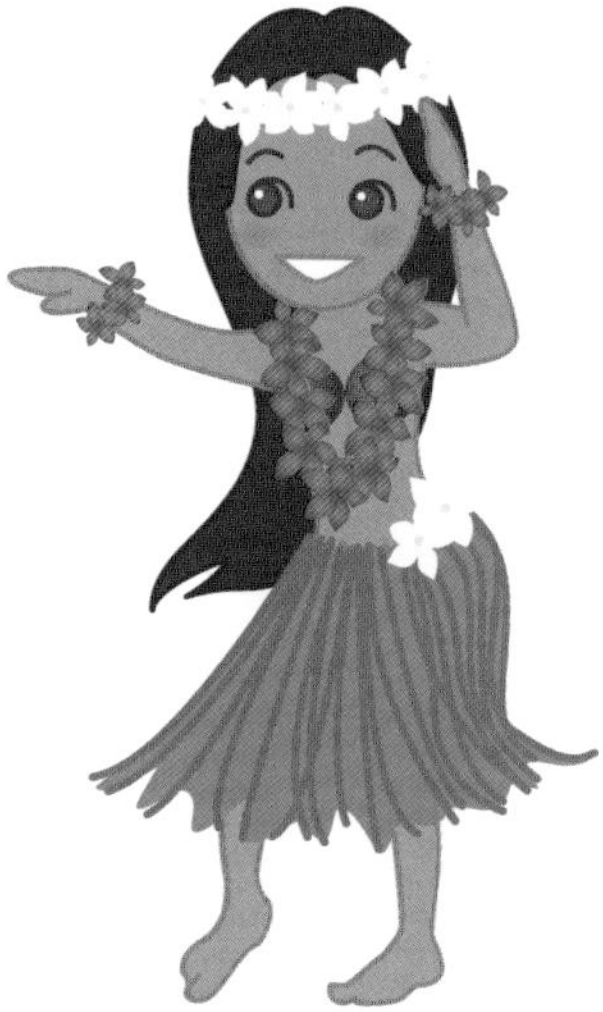

3Dジグリングはフラダンスのように腰をしなやかに大きく回すのが特徴。

関節包の滑液を循環させるジグリングが「すり減った軟骨の再生」を促す 効果は画像検査でも実証

第3章でも説明しましたが、貧乏ゆすりと同じ動きである「ジグリング」という運動は、股《こ》関節の関節軟骨の再生を促すことが研究でわかっています。「そんな簡単な運動で本当に軟骨が再生するの？」と半信半疑の人もいるかもしれませんが、その効果はX線画像にはっきりと現れています。

ここで紹介する画像は、激しい左股関節痛と歩行困難があると訴えて、私の勤務する病院を受診した28歳の吉田《よしだ》千《ち》鶴《づる》さん（仮名・女性）の股関節をX線撮影したものです。痛みが現れたのは20代後半。その後、看護師の仕事に就きましたが、立ち仕事が多くなって痛みが増していったそうです。

検査の結果、吉田さんは変形性股関節症であることがわかりました（次ページの写真1）。股関節の変形がかなり大きく、軟骨もだいぶすり減った状態でした。しかし、なんと吉田さんはジグリングで症状を大幅に改善することができました。

ジグリングで軟骨が再生（X線画像）

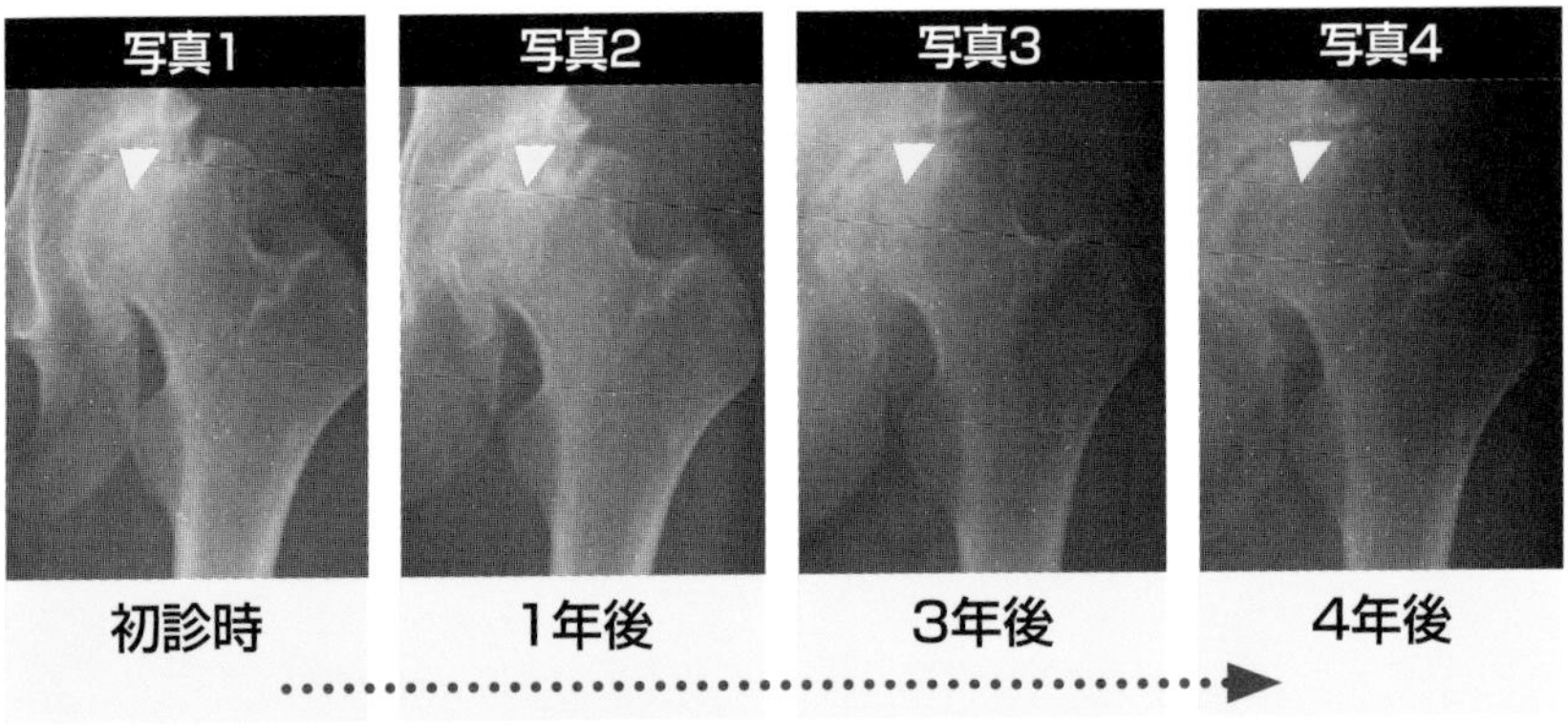
写真1
写真2
写真3
写真4
初診時
1年後
3年後
4年後

ジグリングを始めて、年を経るごとに股関節の状態は改善していった。それに伴い痛みも軽減し、4年後にはほとんど消失した。

引用　Yohei Teramoto, Kensuke Fukushima et al, "Impact of Jiggling Exercise as Conservative Treatment for Hip Osteoarthritis: A Report of Two Cases," Case Reports in Orthopedics 2020 May 4;2020:2804193

吉田さんの場合、鎮痛薬の服用とともに運動療法としてジグリングを行い、とても熱心に取り組んでいました。1年後のX線画像（写真2）では変化は見られなかったものの、痛みはかなり改善したので薬の服用を中断。3年後（写真3）には、寛骨臼《かんこつきゅう》と大腿骨頭《だいたいこつとう》の間にすきまができ、痛みが著しく軽減。4年後には骨の再生（リモデリング）が見られ（写真4）、痛みがほとんどなくなったのです。

これは、股関節を動かしたことで滑液の循環が促され、軟骨に栄養が行き渡るようになったためと考えられます。3Dジグリングは、さらに広範にわたって股関節を動かす発展系の運動なので、このような軟骨再生の効果が十分に期待できます。

「3Dジグリング」のやり方・完全図解

3Dジグリングは股《こ》関節痛に焦点を当てた体操なので、**基本的にはどんなタイプの股関節痛の人にも適しています。ただし、無理をしない範囲で行ってください**。途中で痛みが出た場合は、少しぐらいであれば続けてもいいですが、痛みが持続したり強くなったりしたときは中止し、主治医に相談してください。

行うタイミングはいつでもかまいません。朝起きたとき、夜寝る前など習慣化しやすいタイミングで行うといいでしょう。3Dジグリングにかぎらず、どんな体操も継続が大切です。

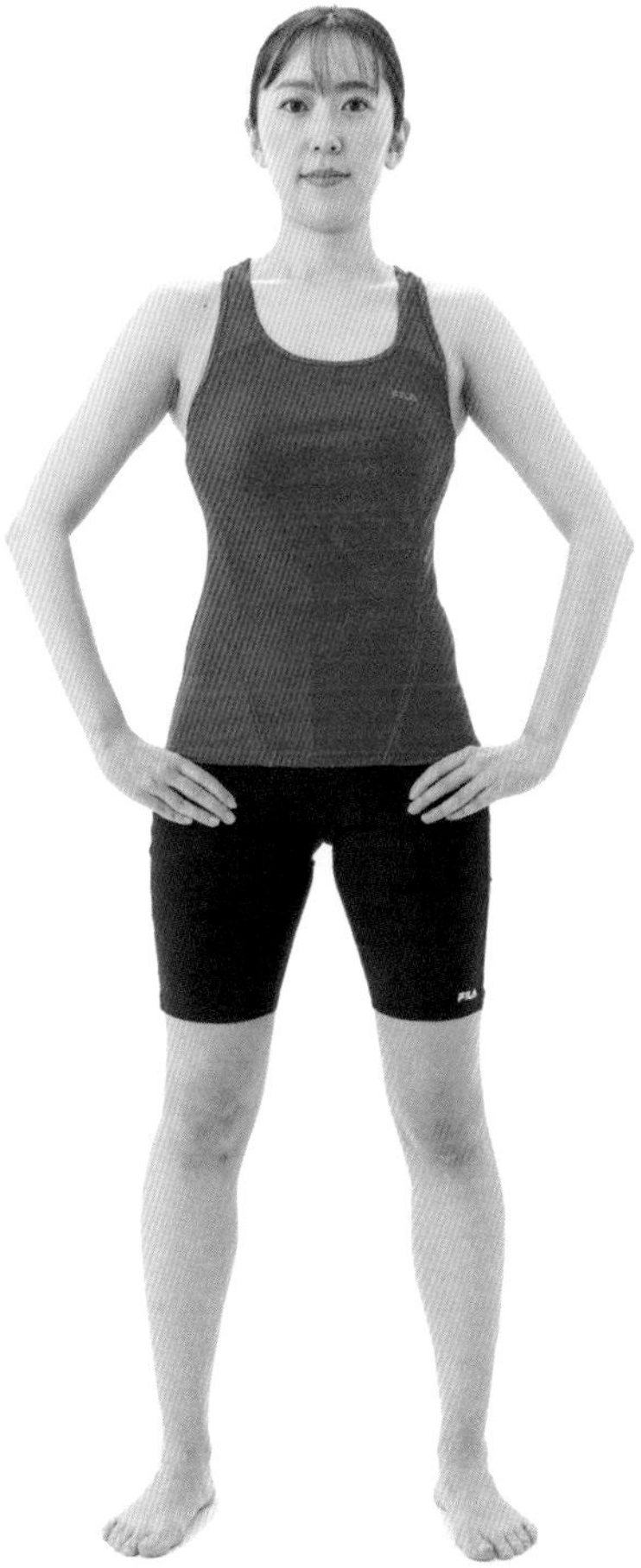

「3D ジグリング」のやり方は
次ページ から

「3Dジグリング」のやり方

❶ 背すじを伸ばし、足を肩幅に広げて立つ。両手を股関節の上に添え、両ひざと股関節を写真のようにやや深く曲げて、腰を落とす。

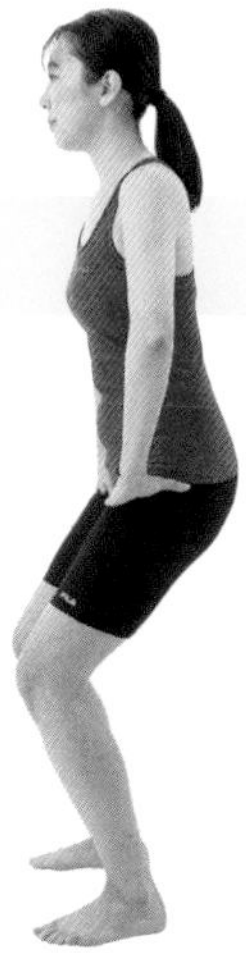

❷ 骨盤を右回りに大きくゆっくりと10回、回す。

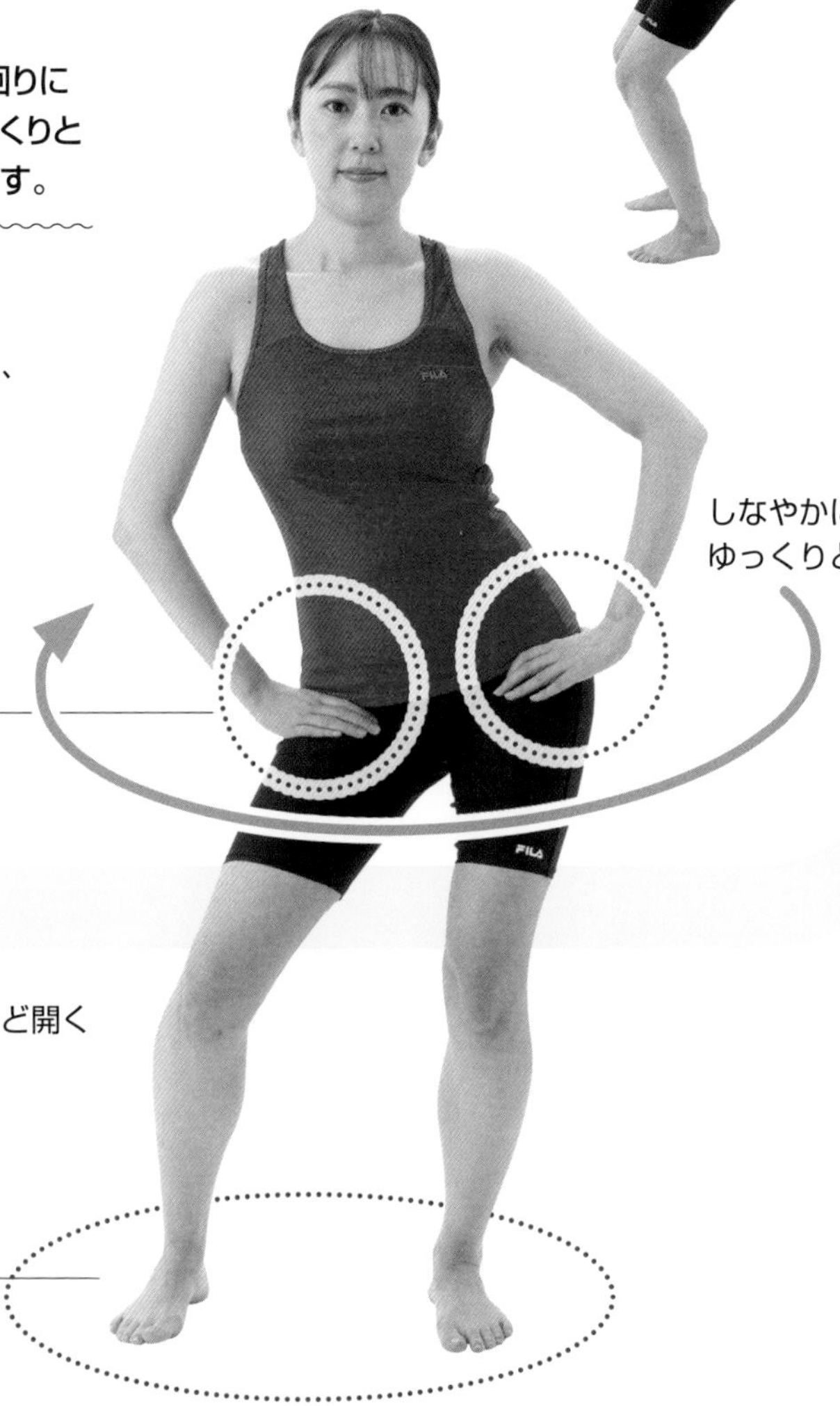

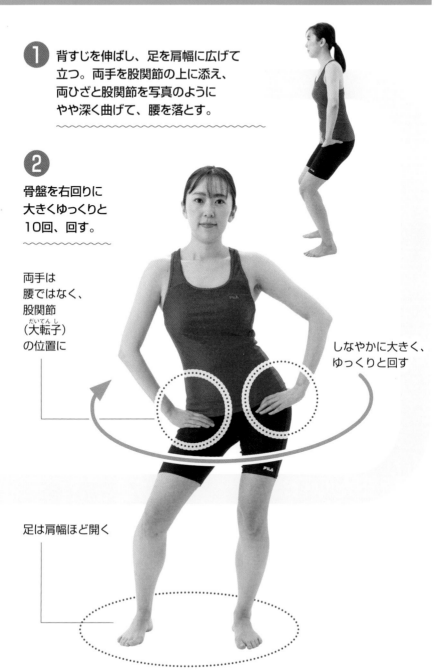

両手は
腰ではなく、
股関節
（大転子《だいてんし》）
の位置に

しなやかに大きく、
ゆっくりと回す

足は肩幅ほど開く

**❷～❸を行って
1セット　1分**

**1日3セット 朝・昼・
晩に行うといい**

注意

3Dジグリングを行うさいは、やりすぎは症状を悪化させるので無理のない範囲で行うこと。途中で痛みなどが生じたら中止しましょう。

❸

今度は左回りに
骨盤を10回、回す。

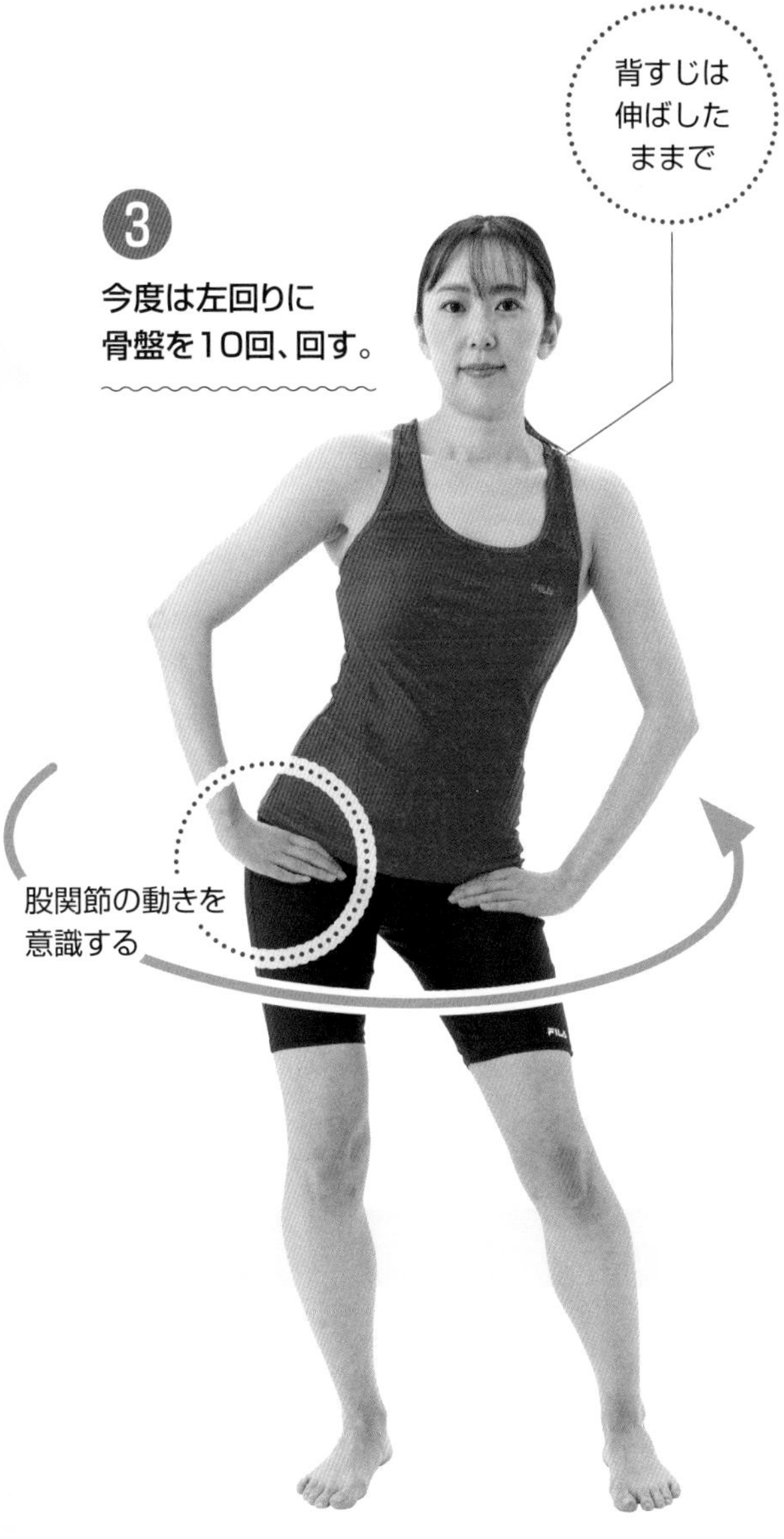
背すじは
伸ばした
ままで
股関節の動きを
意識する

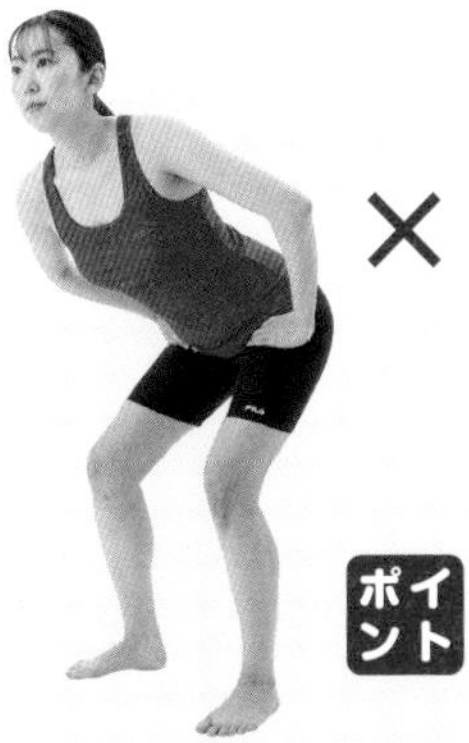
×

**ポイント　無理に回そうとして上体が傾くのは NG。
腰を軸に背すじをまっすぐに保つと回しやすい**

ポイント

腰を大きく回すときは、腰の位置が赤いラインのところにくることを目安にするといい。

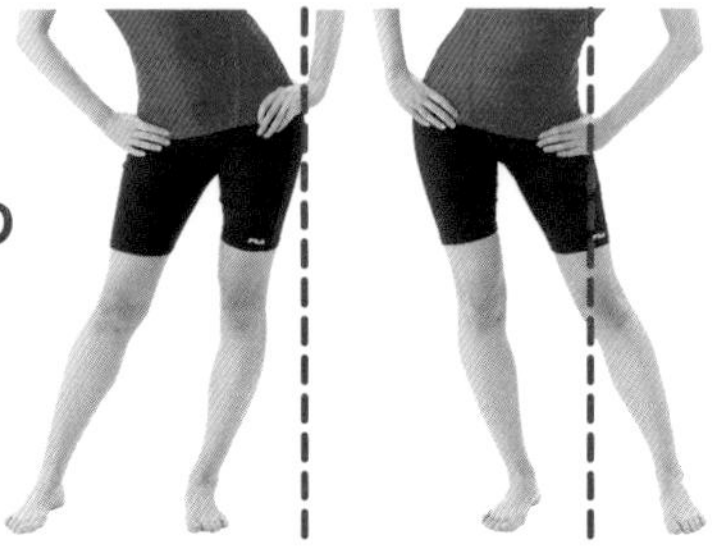

上級編

両ひざをそろえた3Dジグリング

基本のやり方ができた人はひざをそろえて
腰を回すやり方にチャレンジしてみましょう。

②を行って
1セット　1分

1日3セット行う

注意

3Dジグリングを行うさいは、やりすぎは症状を悪化させるので無理のない範囲で行うこと。途中で痛みなどが生じたら中止しましょう。

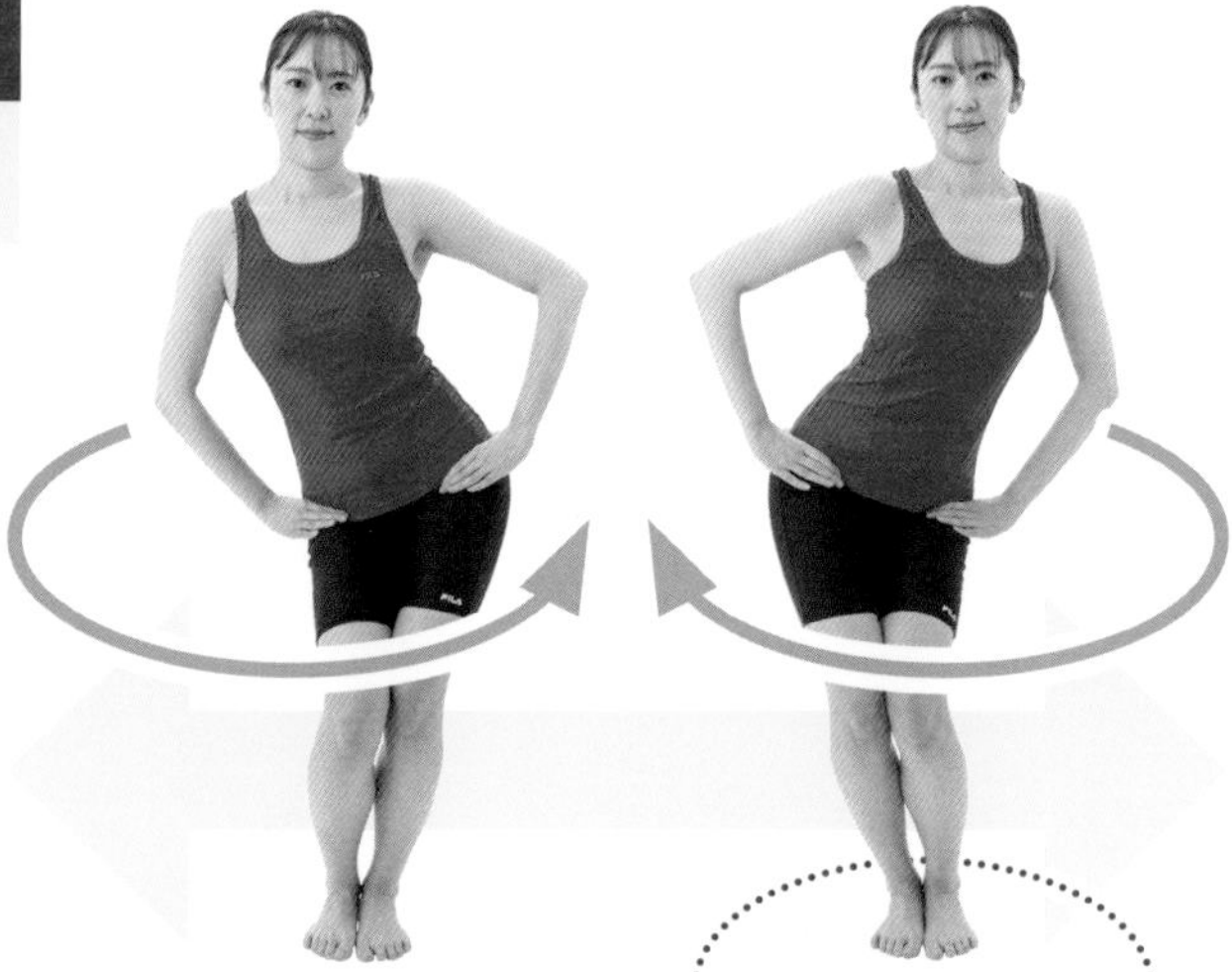

バランスが取りにくい人は、両足の幅を5～10センチくらい広げてもいい

1. 背すじを伸ばし、足をそろえて立つ。
両ひざと股関節をやや深く曲げて、腰を落とす。

2. 骨盤を右回り、左回りにゆっくりと回す。
左右1回ずつを1往復として10往復行う。

3Dジグリングに加え「拘縮伸ばしストレッチ」も行えば股関節の屈曲拘縮を正す効果は最大化し慢性痛もスッキリ

3Dジグリングを行うだけでも、股《こ》関節の筋肉や筋膜ラインをほぐすことができますが、**より効果的なのが「拘縮《こうしゅく》伸ばしストレッチ」**です。

この体操では、**片足を一歩前に出して、腰を落とし、頭を上げる動作を行います。こうすることで、体の表側（フロントライン）の筋肉と筋膜ラインをぐんと伸ばすことができるため、屈曲拘縮《こうしゅく》（40ページを参照）の改善に有効です。**

3Dジグリングは股関節痛解消の基本体操です。余裕があったら、ぜひ拘縮伸ばしストレッチも行ってください。二つの体操の相乗効果もあって、股関節の屈曲拘縮を正す効果は最大化し、慢性的な股関節痛は大きく改善するはずです。

フロントライン

屈曲拘縮を正すにはフロントラインの筋肉や筋膜をほぐすのが有効。

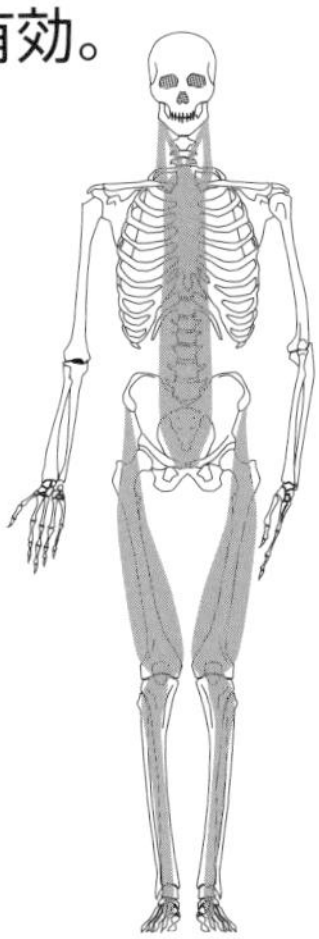

「拘縮伸ばしストレッチ」のやり方

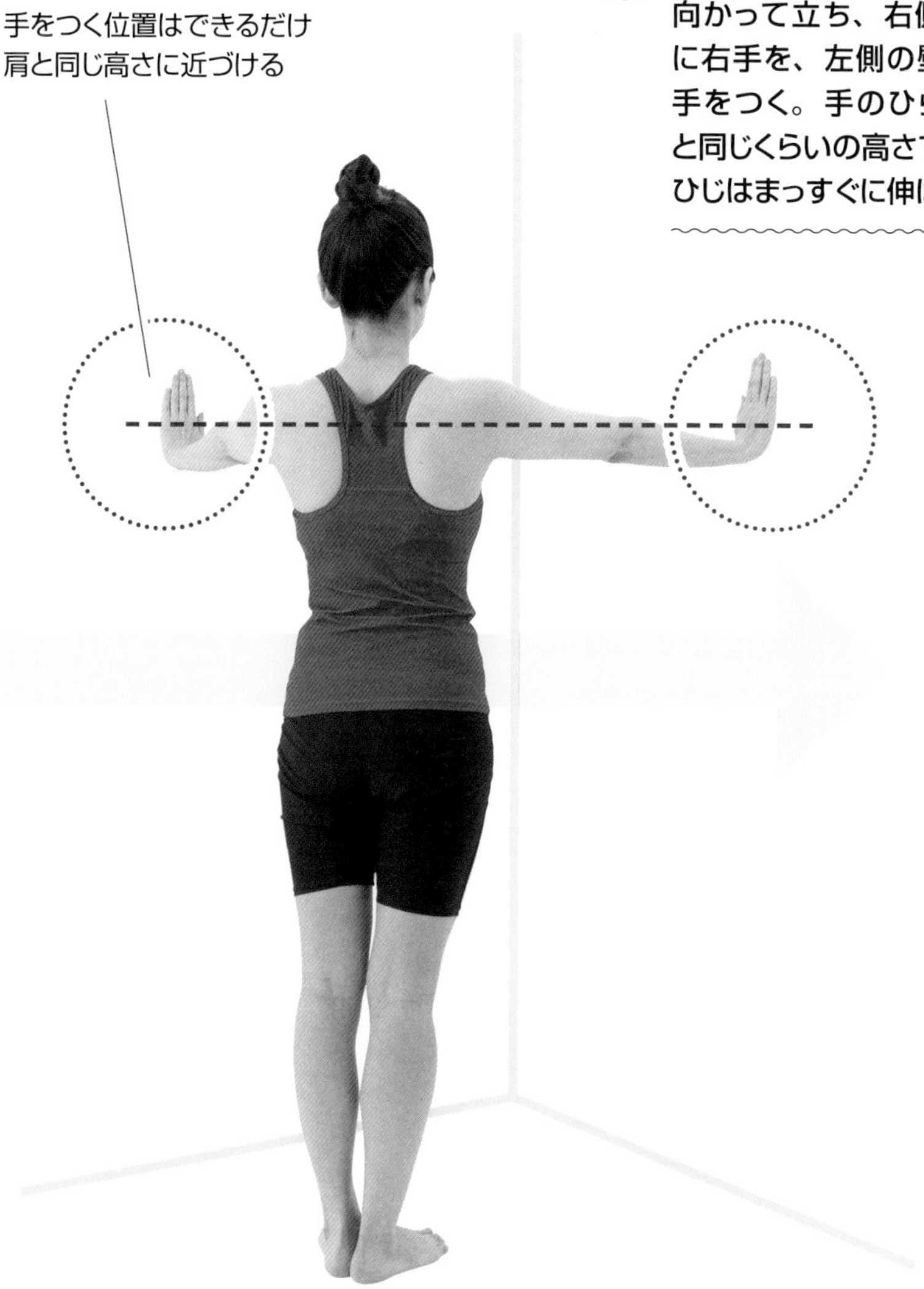
手をつく位置はできるだけ
肩と同じ高さに近づける

❶ 部屋の角（コーナー）に向かって立ち、右側の壁に右手を、左側の壁に左手をつく。手のひらは肩と同じくらいの高さで、両ひじはまっすぐに伸ばす。

❷❸を2回くり返して1セット　1分

1日3セット行う

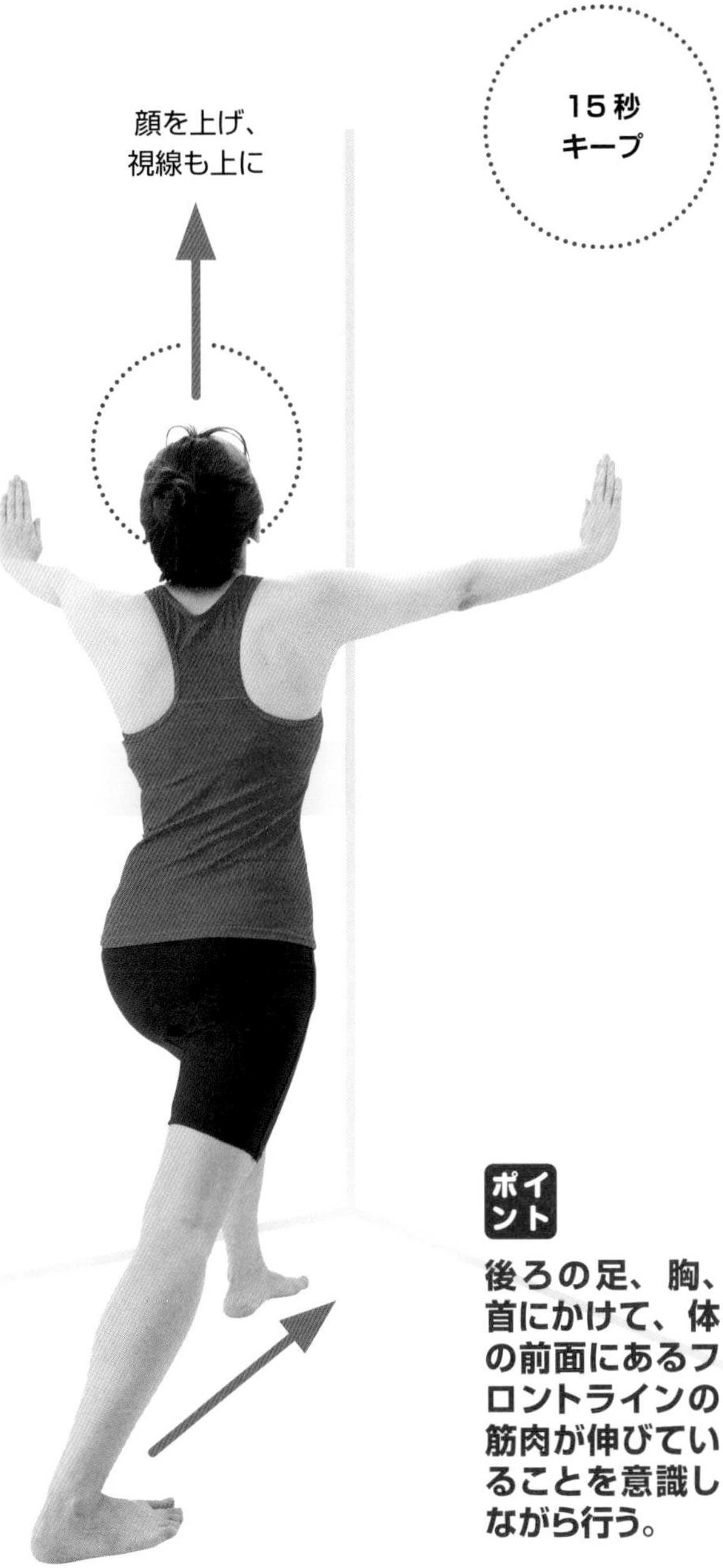

❷ 左足を1歩前に踏み出し、腰を軽く落とす。顔を上げ、できるだけ上を見る。この姿勢を15秒キープ。

❸ 足を替えて、右足でも同様に行う。

❹ ❷❸をもう1回くり返す。

ポイント
後ろの足、胸、首にかけて、体の前面にあるフロントラインの筋肉が伸びていることを意識しながら行う。

症例報告 1

寛骨臼形成不全と診断されたが、3Dジグリングをやったら1ヵ月で痛みが軽減し、社交ダンスも楽しめた

社交ダンスが趣味の北河澄子《きたがわすみこ》さん（仮名・65歳）が左太もも周辺の痛みを覚えたのは2年ほど前。ただし、痛みは歩きだすときに一瞬現れる程度でした。北河さんはそのころ、社交ダンスの発表会を控え、猛練習をしていたため、練習のしすぎからくる疲れだろうと思っていました。

ところが1年ほどたつと、かつては歩きはじめに痛むぐらいだったのが、歩いている最中も痛み、階段を上るのさえつらくなってきました。さらに痛みで夜中、目が覚めることが多くなったため、さすがに心配になった北河さんは整形外科を受診しました。検査の結果、軟骨の一部が少しすり減り、正常な人に比べて関節のすきまが狭くなっている寛骨臼形成不全《かんこつきゅう》（35ページを参照）による変形性股関節症であることがわかりました。

北河さんの場合、幸いそれほど進行していなかったことから、運動療法で股関

節のまわりの筋肉を鍛えることをすすめました。北河さんは**3Dジグリングと振り子エクササイズ（88ページを参照）を朝昼晩に取り組んだ結果、1カ月後には痛みが弱くなり、半年後にはすっかり痛みが取れ、階段も上れるようになりました。**

北河さんは今も3Dジグリングを続けるとともに、社交ダンスをするさいにはお尻《しり》や太ももを鍛えることを意識しているそうです。

健康な人と北河さんの股関節X線画像の比較

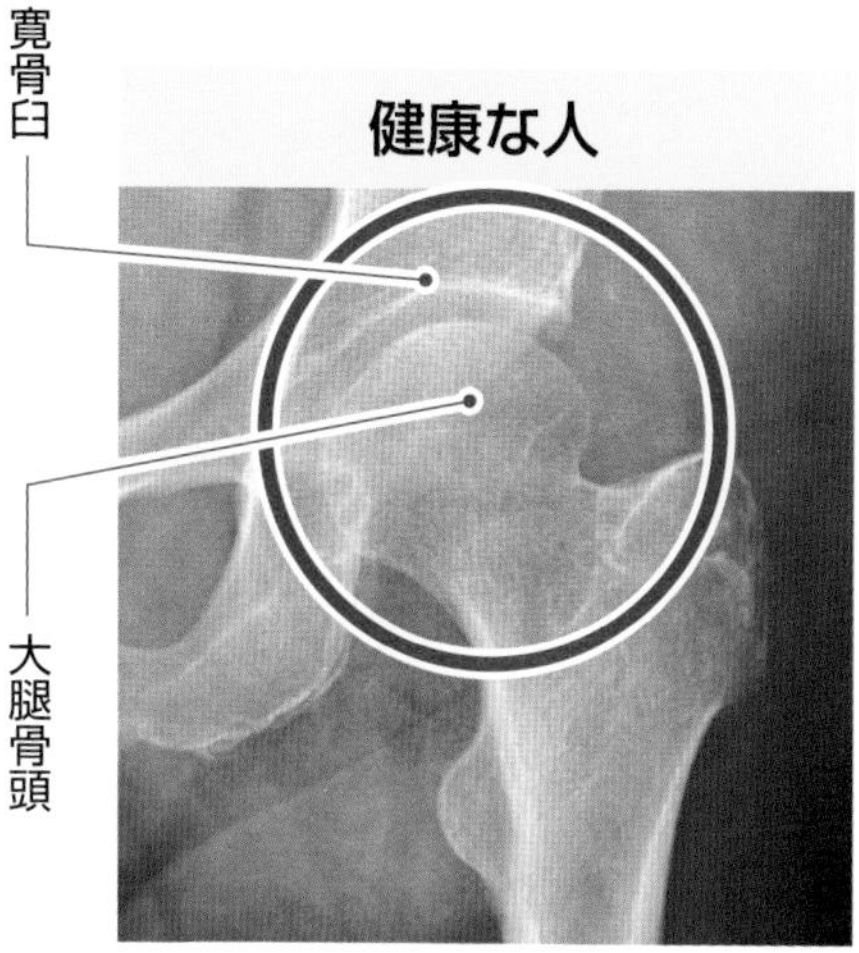

寛骨臼が大腿骨頭《だいたいこっとう》に十分に被《かぶ》っていて、骨と骨のすきまも広い。

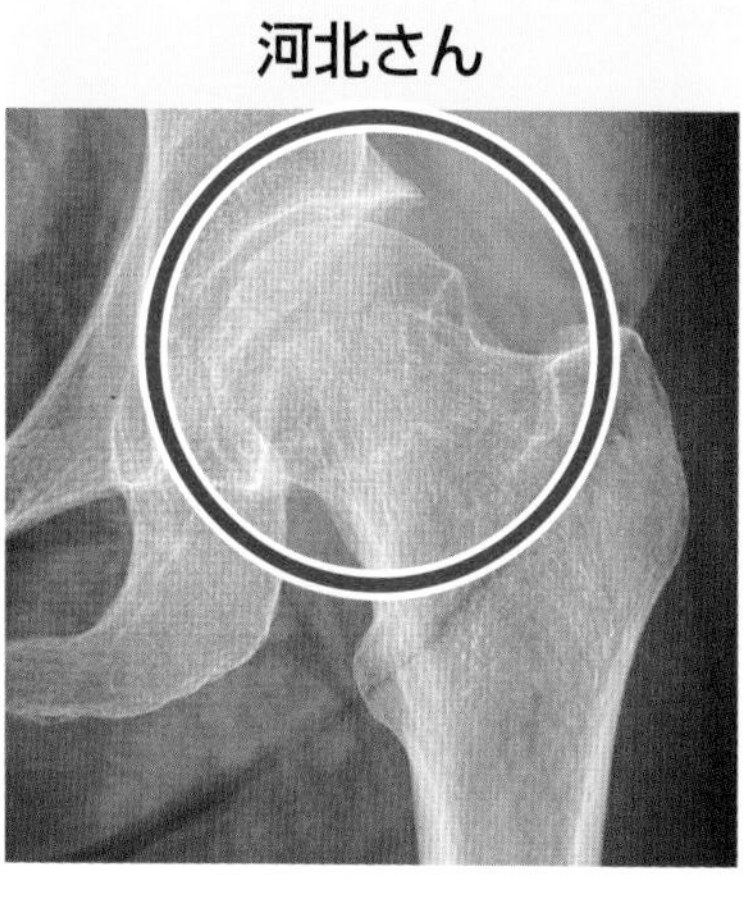

寛骨臼の大腿骨頭への被りが浅く、寛骨臼形成不全であることがわかる。

河北さんは初診時、軟骨の一部が少しすり減って股関節のすき間が狭くなっていた。寛骨臼の被りが浅くなっていたことから、寛骨臼形成不全と診断された。

症例報告
2

変形性股関節症の痛みが3Dジグリングで軽減し、4年後のX線画像では軟骨のすり減りの減少を確認

三沢《みさわ》多津子《たづこ》さん（仮名・72歳）は、52歳のときに左右の股《こ》関節ともに変形性股関節症と診断されました。特に左股関節の症状がよくないことから人工股関節全置換術を受けました。しかし、しだいに右足の痛みがひどくなり、杖《つえ》なしでは歩けなくなりました。

三沢さんは右足も人工股関節全置換術をすすめられたのですが、悩んだ結果、運動療法を選ぶことにしました。**いろいろな体操を実践しましたが、中でも効果を実感したのが3Dジグリングで、痛みがだんだんなくなり、杖なしでも歩けるようになりました。**以来、起床時や外出前に3Dジグリングをして再発予防に努めています。

軟骨のすり減りが減少した（X線画像）

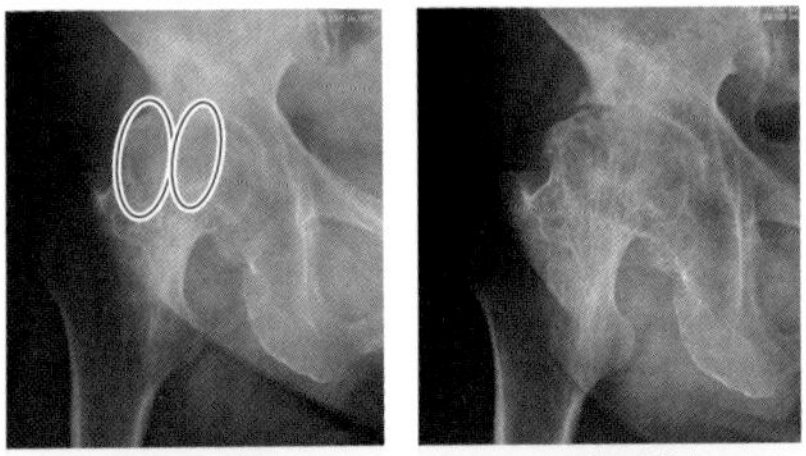

初診時　　4年後

初診時に認められた骨嚢胞《のうほう》（丸で囲んだところ）が4年後には消失し、関節のすきまが広がった（右）。

第5章

完全版！自分の股関節痛に合う1分体操が見つかる！習慣にすれば大またでズンズン歩ける！あぐらもかける！「痛む方向別・消痛ストレッチ」

「あぐらをかくと痛む」「ペタンコ座りだと痛む」など痛みの現れ方の違いで必要なストレッチと筋トレがわかるタイプ別エクサ

股《こ》関節の痛みの現れ方は、股関節を曲げられない**「屈曲困難」**、股関節を伸ばせない**「伸展困難」**、股関節を外側に開けない**「外転困難」**、内側に閉じられない**「内転困難」**、股関節を外方向にねじれない**「外旋《がいせん》困難」**、内方向にねじれない**「内旋《ないせん》困難」**に大別されます。

ここではこの六つのタイプ別に、固縮した筋肉や筋膜ラインをほぐして痛みを取る**「消痛ストレッチ」**、その*拮抗《きっこう》筋などを鍛える**「再発予防筋トレ」**、股関節の動きをよくする**「可動域拡大筋トレ」**を紹介します。左ページの早見表を参考に、あなたの悩みに合った解消法を実践してください。

可動域拡大体操

股関節の衰えた筋肉を強化して動かしづらい方向にも動かせるようにするストレッチや筋トレ

再発予防筋トレ

股関節を支える筋肉を強化することで痛みが起こりにくくなり、再発を防ぐ筋トレ

消痛ストレッチ

痛みを起こす筋肉や筋膜（ライン）の固縮を解消するストレッチ

＊筋肉には関節を動かすときに主に働く主動作筋と、それに対して逆の動作をする拮抗筋がある（例えば股関節の屈曲動作では、収縮する腸腰筋が主動作筋、弛緩する大殿筋が拮抗筋）。各動作に関連する主動作筋、拮抗筋を効率よくトレーニングすれば筋肉本来の動きができ、痛みの軽減につながる。

痛みや動かしにくさの方向別・改善法早見表

あなたの症状のタイプは?	痛む方向・動かしづらい方向		改善対策の1分体操はこれ!		
❶ 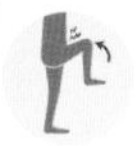 屈曲困難タイプ	あおむけでひざを胸に寄せると痛む人		消痛ストレッチ	とんがり体操	➡68ページ
			再発予防筋トレ	背中曲げ伸ばし	➡69ページ
	痛みはないが屈曲方向に動かしづらい人		可動域拡大体操1	背中伸ばし	➡70ページ
			可動域拡大体操2	あおむけ足上げ	➡71ページ
			可動域拡大体操3	ハーフ腹筋	
❷ 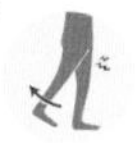 伸展困難タイプ	足を踏み出すと後ろの足が痛む人	【背中ねこ背】骨盤前傾タイプ	消痛ストレッチ	腰反らし	➡73ページ
			再発予防筋トレ	腰浮かせ	
		【腰ねこ背】骨盤後傾タイプ	消痛ストレッチ	あおむけひざ抱え	➡74ページ
			再発予防筋トレ	羽ばたき体操	
	痛みはないが伸展方向に動かしづらい人		可動域拡大体操1	足クロス腰反らし	➡75ページ
			可動域拡大体操2	うつぶせ対角反らし	➡76ページ
❸  外転困難タイプ	足を左右に大またに開くと痛む人		消痛ストレッチ＆再発予防筋トレ	3Dジグリング	➡77ページ
	痛みはないが外転方向に動かしづらい人		可動域拡大体操1	開脚また割り	
			可動域拡大体操2	横向き足上げ	➡78ページ
❹ 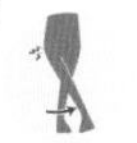 内転困難タイプ	足をクロスさせると痛む人		消痛ストレッチ	ひざ立て上体ひねり	➡79ページ
			再発予防筋トレ	横向き両足上げ	➡80ページ
	痛みはないが内転方向に動かしづらい人		可動域拡大体操	横向き両足上げ	
❺ 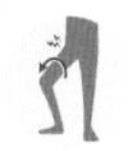 外旋困難タイプ	あぐらや足組みをすると痛む人		消痛ストレッチ	あおむけ足パタパタ	➡81ページ
			再発予防筋トレ	横向き足パタパタ	➡82ページ
	痛みはないが外旋方向に動かしづらい人		可動域拡大体操	片あぐら	
❻ 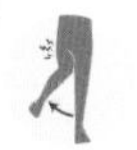 内旋困難タイプ	ペタンコ座り（女の子座り）をしようとすると痛む人（できない人）		消痛ストレッチ	あおむけひざ倒し・ひざ踏みつけ	➡83ページ
			再発予防筋トレ	横向きかかと上げ	➡84ページ
	痛みはないが内旋方向に動かしづらい人		可動域拡大体操	足首つかみひねり	

あおむけでひざを胸に寄せると痛む人

大腿《だいたい》骨寛骨臼《かんこつきゅう》インピンジメント（FAI）と軽度の変形性股関節が痛みの原因です。骨盤を動かして固縮した腸腰筋をストレッチし、大殿筋を鍛えましょう。

消痛ストレッチ

とんがり体操

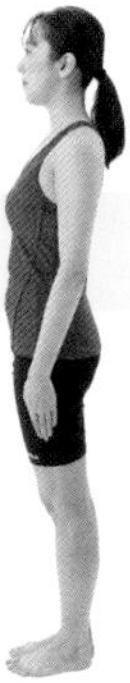

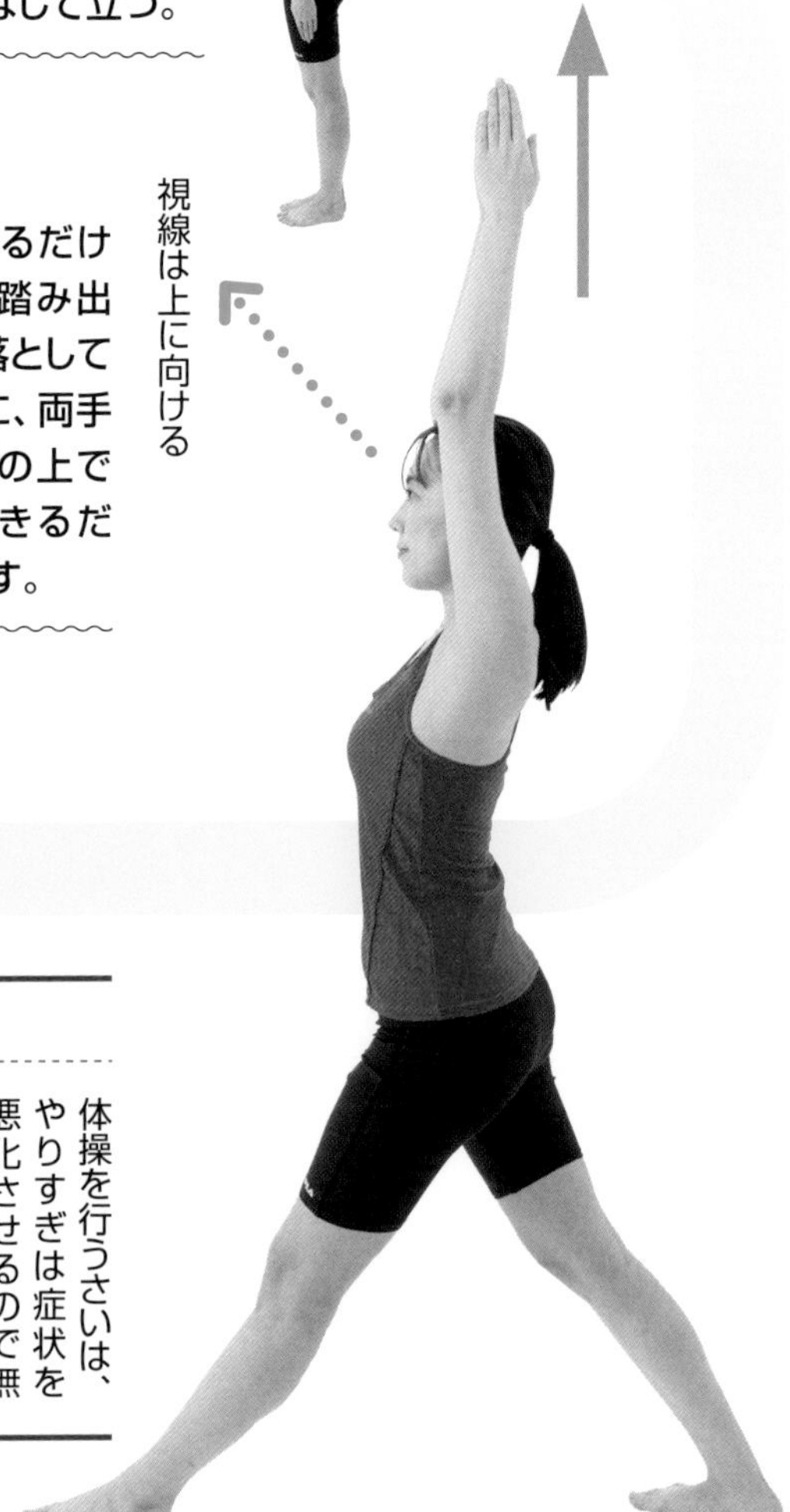

❶

背すじを伸ばして立つ。

❷

片足をできるだけ大きく前へ踏み出して、腰を落としていく。同時に、両手のひらを頭の上で合わせ、できるだけ上に伸ばす。

注意

体操を行うさいは、やりすぎは症状を悪化させるので無理のない範囲で行うこと。途中で痛みなどが生じたら中止しましょう。

②～④を行って
1セット 約1分
1日3セット以上
行うといい

4
足の前後を入れ替えて②③を行う。

3
ひざと股関節を90度近くまで曲げたら、20秒間キープ。

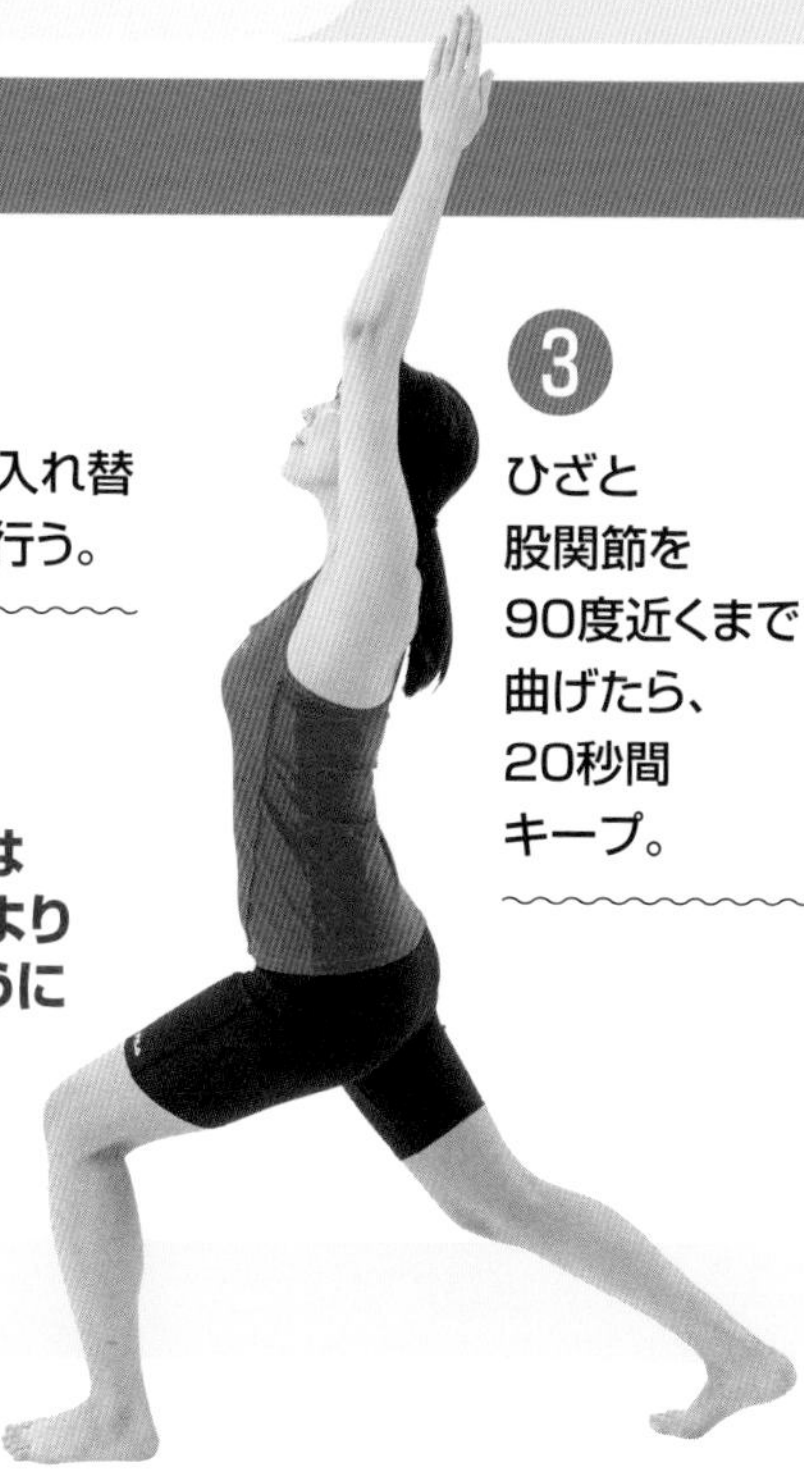

ポイント
踏み出したひざはできるだけ爪先より前に出さないように注意。

注意

・バランスが取りにくい人は無理のない範囲で行う。
・股関節痛やひざ痛がある人は曲げる角度を浅くして行うといい。

再発予防筋トレ

背中曲げ伸ばし

1
両手は肩幅に開き、四つんばいの姿勢になる。あごを引き下げながら背中を丸める。

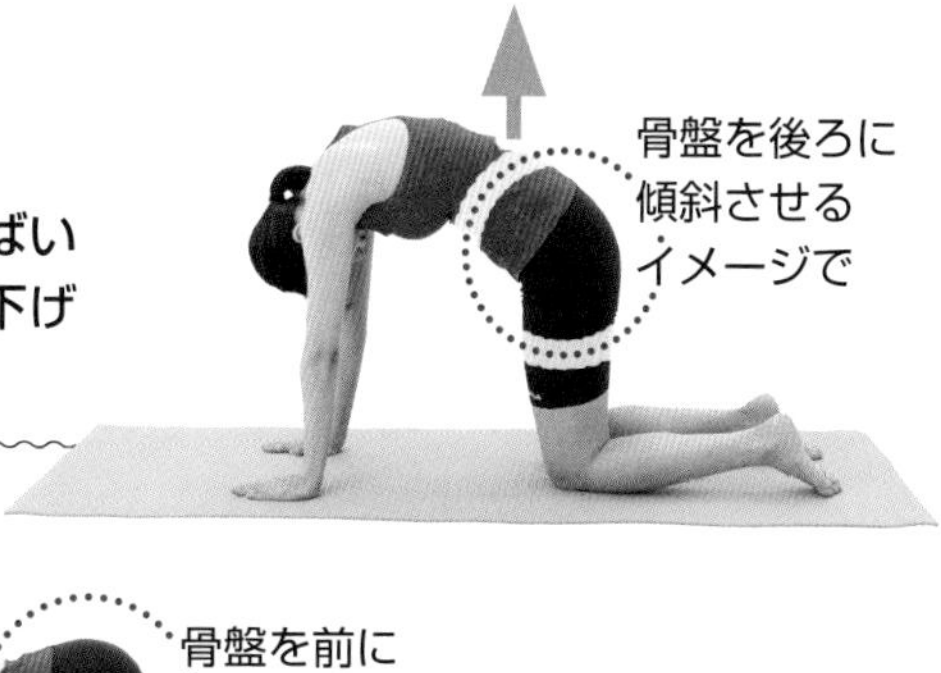
骨盤を後ろに
傾斜させる
イメージで

2
顔を上げて
背中を反らす。

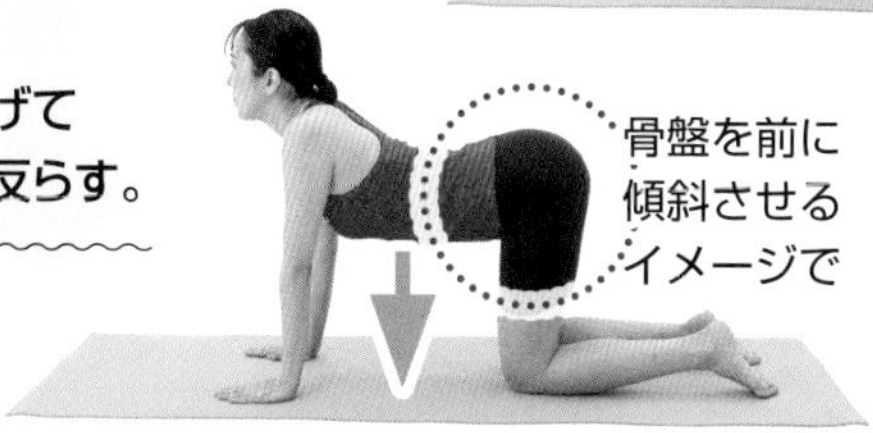
骨盤を前に
傾斜させる
イメージで

①②をくり返し
1セット 約1分
1日3セット
行うといい

痛みはないが屈曲方向に動かしづらい人

運動不足でバックライン（背面）の筋肉や筋膜ラインが硬くなり、柔軟性が低下しています。背中を伸ばして、背中の筋肉や筋膜ラインの柔軟性を取り戻しましょう。

可動域拡大体操 ❶

ストレッチ系

背中伸ばし

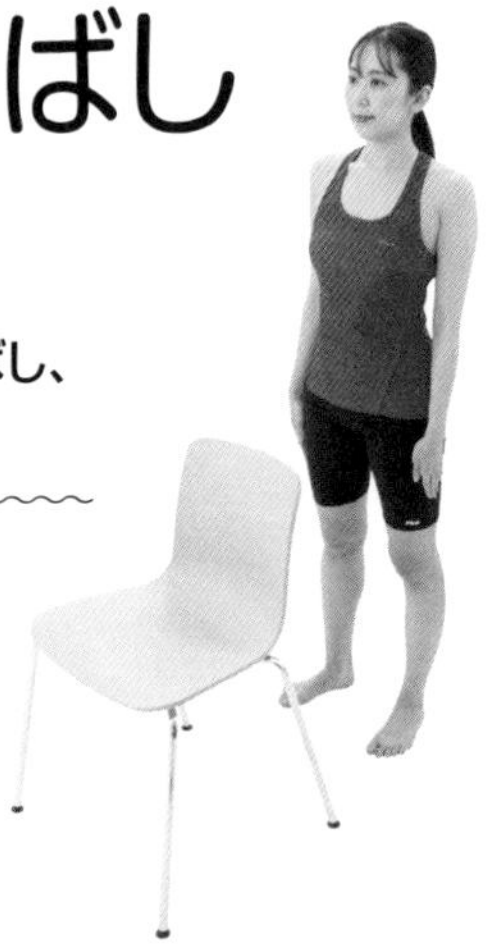

❶ イスの前に立ち、背すじを伸ばし、足を肩幅に開く。

❷ 両手を伸ばし、イスの背に両手をかけて、体を前屈させていく。できるところまで頭を下げたら、20 秒キープ。もとの姿勢に戻る。

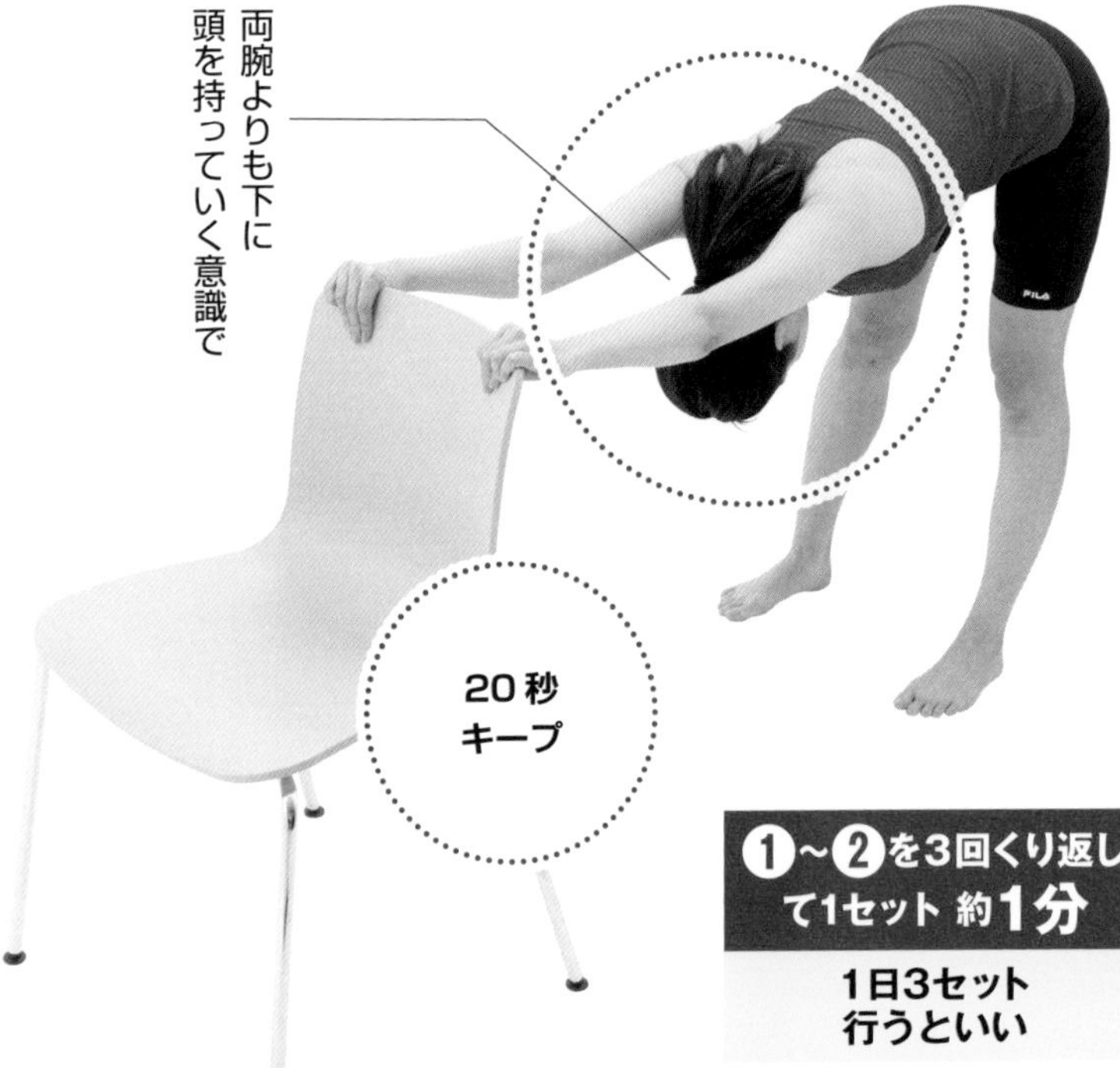

両腕よりも下に頭を持っていく意識で

❶～❷を3回くり返して1セット 約1分

1日3セット行うといい

可動域拡大体操❷ 筋トレ系

あおむけ足上げ

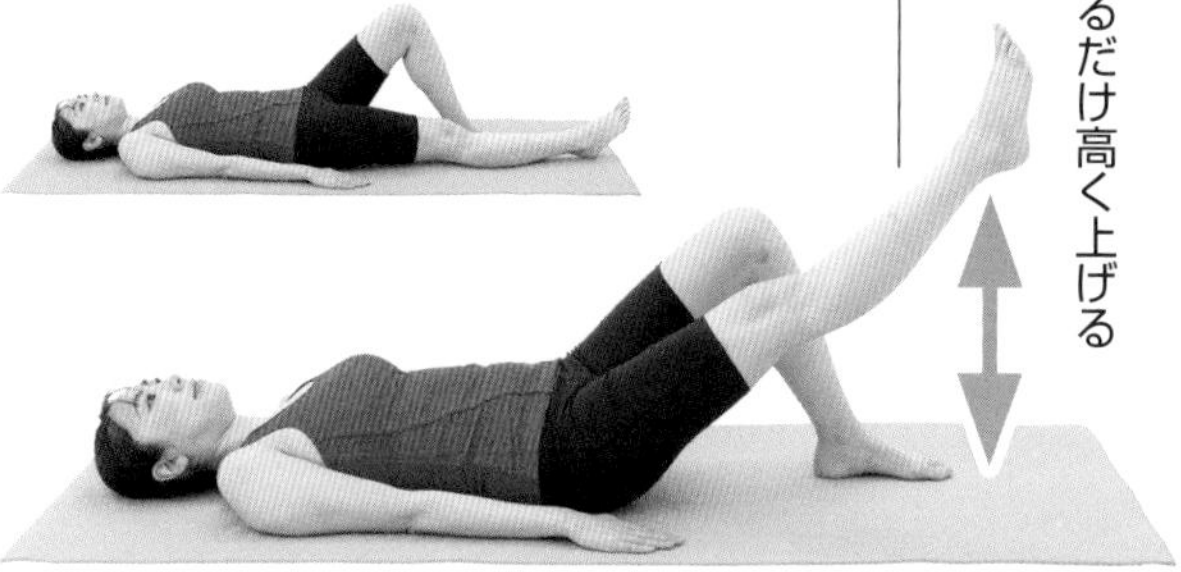
足はできるだけ高く上げる

❶ あおむけになり、片ひざを立てる。

❷ 伸ばしたほうの足をゆっくりとできるだけ高く上げる。5〜6秒ほどキープしてゆっくり下ろす。5回くり返す。

❸ 反対側の足でも同様に行う。

❷〜❸を行って1セット 約1分

1日3セットを行うといい

73ページの「腰浮かせ」もやるとさらに効果的

可動域拡大体操❸ 筋トレ系

ハーフ腹筋

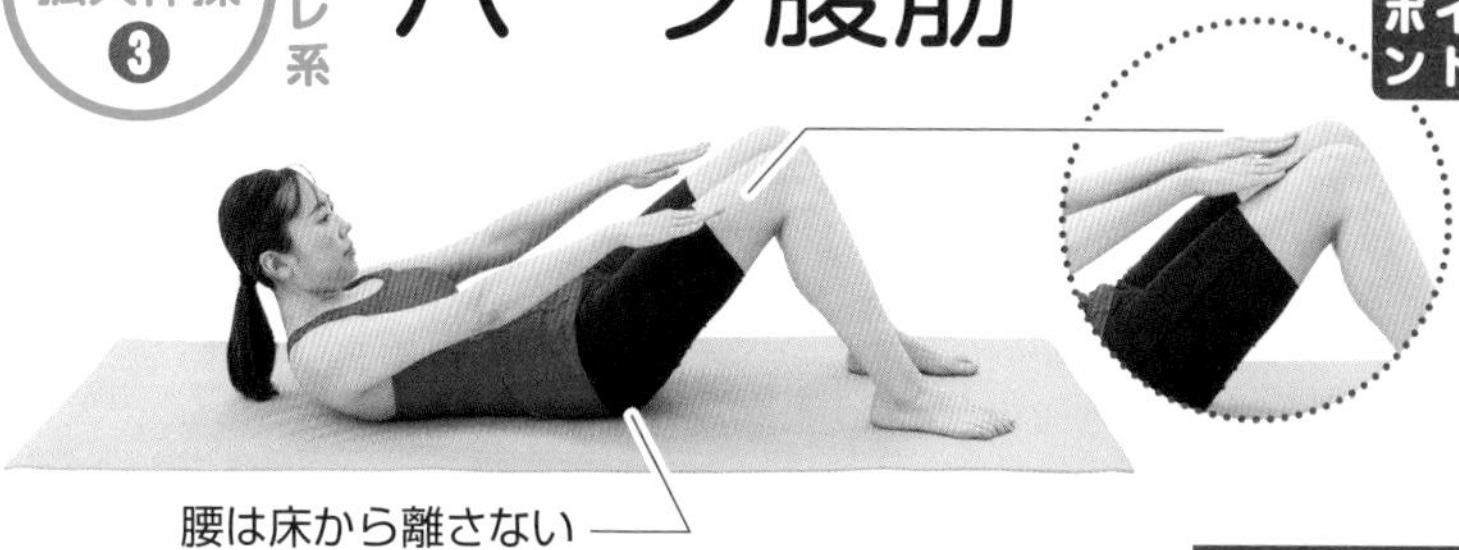
腰は床から離さない
ポイント
ひざに手がつくとより効果が高い。

❶ あおむけで両ひざを立て、足は肩幅に広げる。

❷ 両手を太ももの上で伸ばしながら、背中を丸めて上半身を起こす。5秒ほどキープして、❶の姿勢に戻る。

❶〜❷を10回くり返して1セット 約1分

1日3セット行うといい

❷伸展困難タイプ

足を踏み出すと後ろの足が痛む人

ねこ背の人に多いタイプです。骨盤の傾きの違いによって原因も対処法も異なります。まずは自分が「背中ねこ背」と「腰ねこ背」のどちらのタイプか見極めましょう。

壁を背にして立ってみて

自分が「背中ねこ背」と「腰ねこ背」のどちらのタイプか見極めよう。

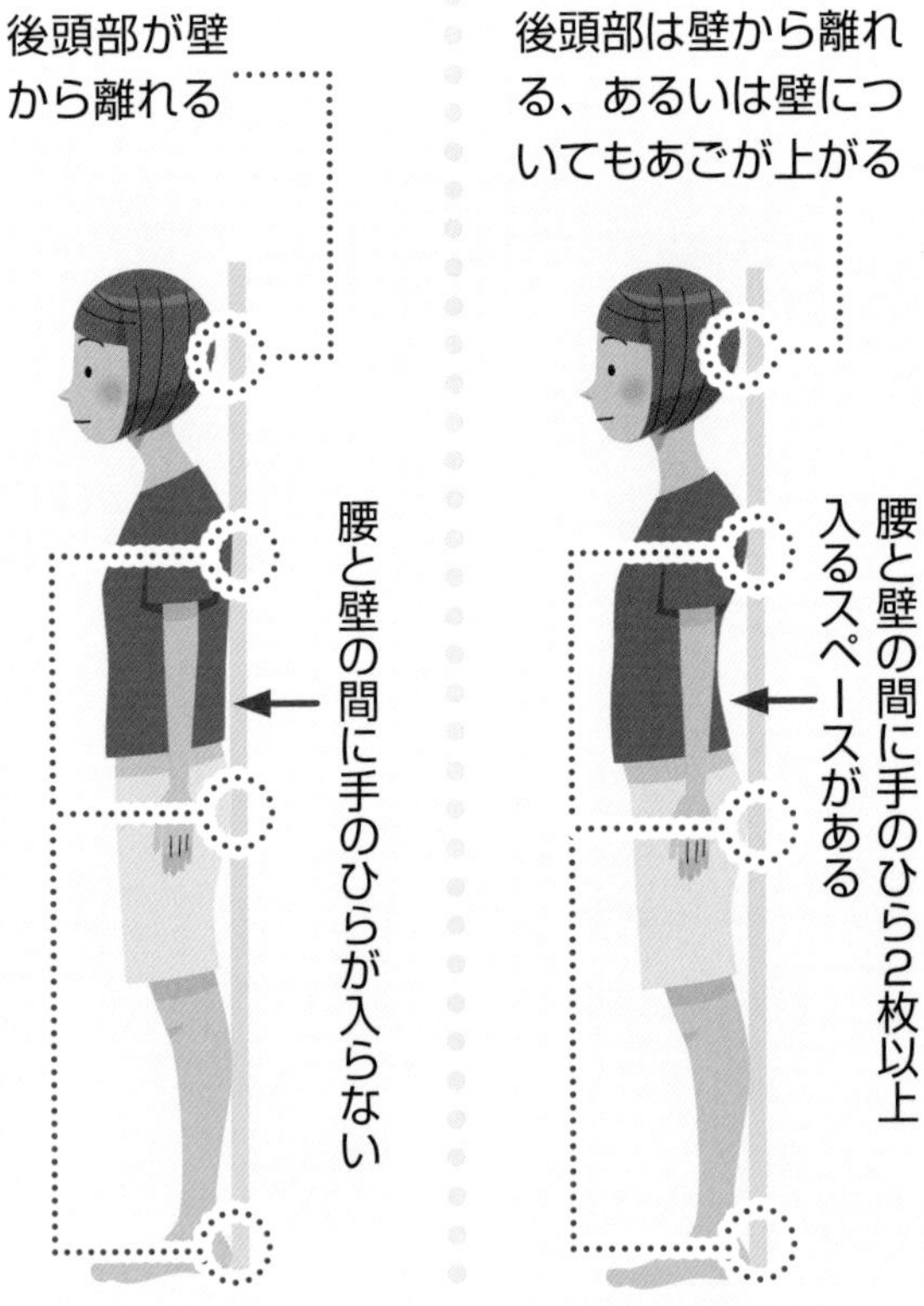

後頭部が壁から離れる
腰と壁の間に手のひらが入らない
後頭部は壁から離れる、あるいは壁についてもあごが上がる
腰と壁の間に手のひら2枚以上入るスペースがある

腰ねこ背
（骨盤後傾タイプ）

74ページ

背中ねこ背
（骨盤前傾タイプ）

73ページ

背中ねこ背（骨盤前傾タイプ）の人

寛骨臼《かんこつきゅう》形成不全（DDH）や軽度の変形性股《こ》関節症が原因です。太ももを上げるための大腰筋や腸骨筋などの屈筋群が固縮しているので、屈筋群をゆるめる体操が適しています。

消痛ストレッチ 腰反らし

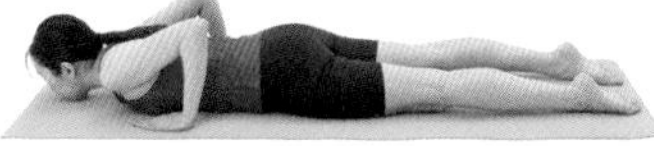

❶ うつぶせになり、腕の力で上半身を持ち上げる。

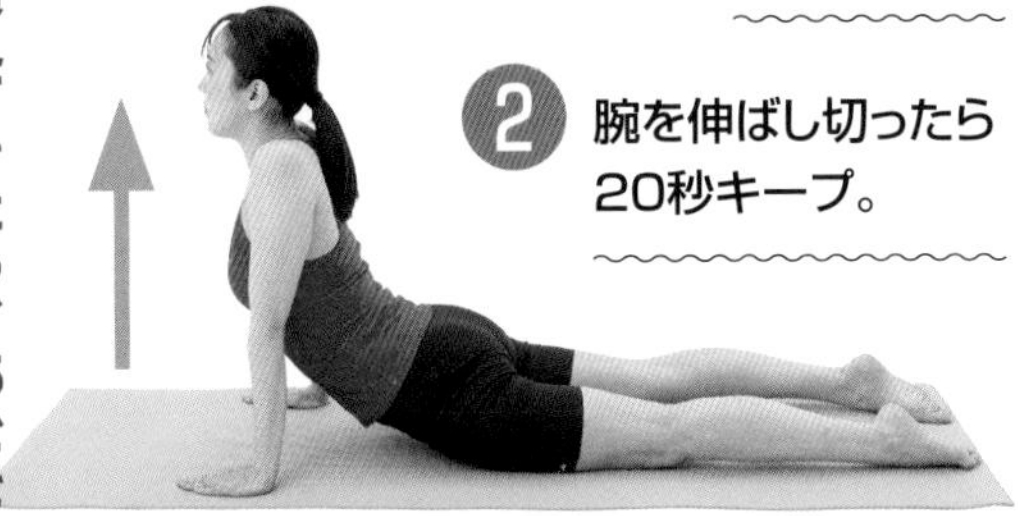

❷ 腕を伸ばし切ったら20秒キープ。

ポイント 慣れてきたら、あごを引き、頭を高く上げ、背すじに力を入れると効果がアップする。

❶～❷を3回くり返して1セット 約1分 1日3セット行う

再発予防筋トレ 腰浮かせ

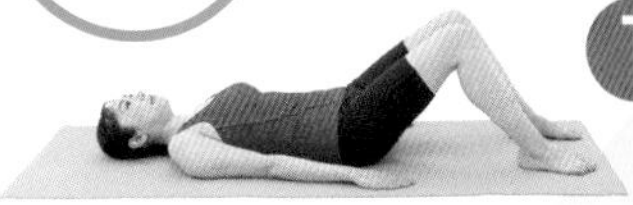

❶ あおむけに寝て、両ひざを立てる。足は肩幅に広げ、手を床に伸ばして置く。

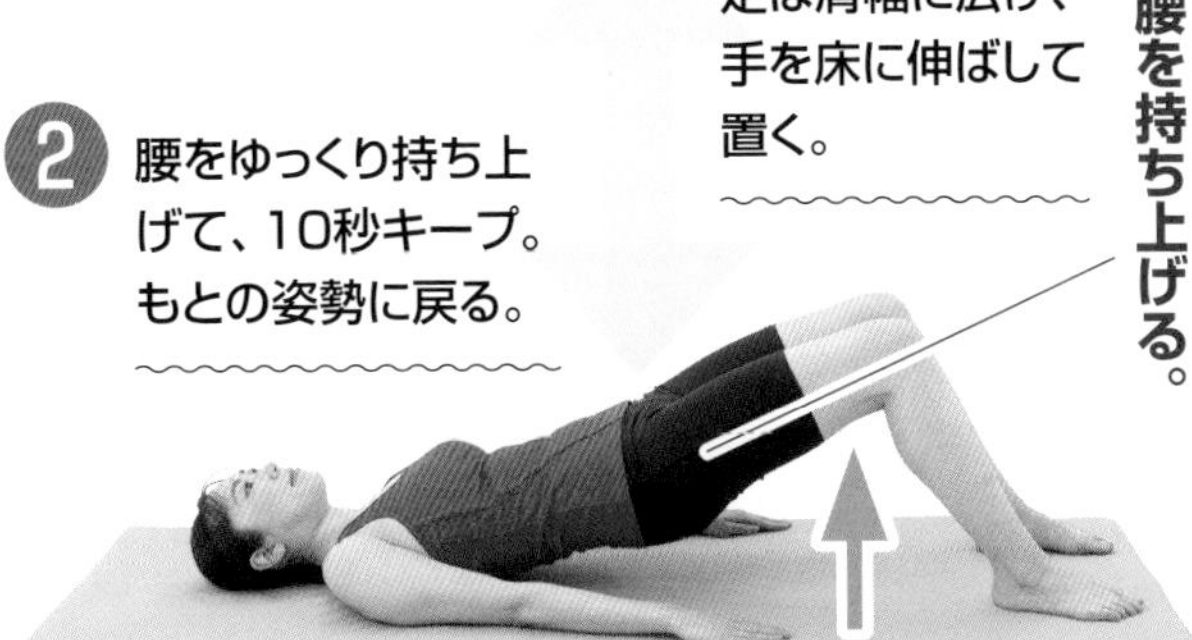

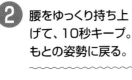

❷ 腰をゆっくり持ち上げて、10秒キープ。もとの姿勢に戻る。

ポイント 骨盤がぐらぐらしないようにして、腰を持ち上げる。

❶～❷を4～5回くり返して1セット 約1分 1日3セット行う

腰ねこ背（骨盤後傾タイプ）の人

長年のねこ背や後天的な寛骨臼《かんこつきゅう》形成不全、骨粗鬆症《こつそしょう》による脊椎椎体（圧迫）骨折の既往歴がある人に見られます。股関節の伸展に働く大殿筋やハムストリングスなどが固縮しています。

消痛ストレッチ　あおむけひざ抱え

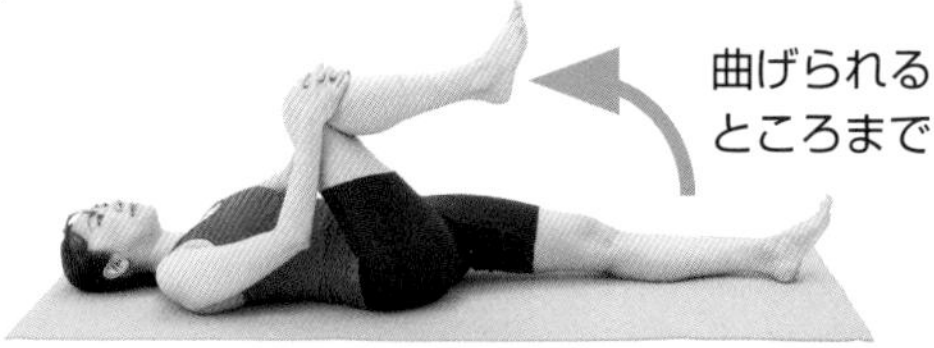

❶ 足を伸ばしてあおむけになる。片方のひざを曲げて両手で抱え、30秒キープしたら手を離して足をもとに戻す。

❷ 反対側の足でも同様に行う。

❶❷を2回行って1セット 約1分　1日3セット行う

再発予防筋トレ　羽ばたき体操

❶ 両足を肩幅くらいに広げて立ち、ひざを少し曲げる。背すじを伸ばした状態で上体を前方に45度曲げる。

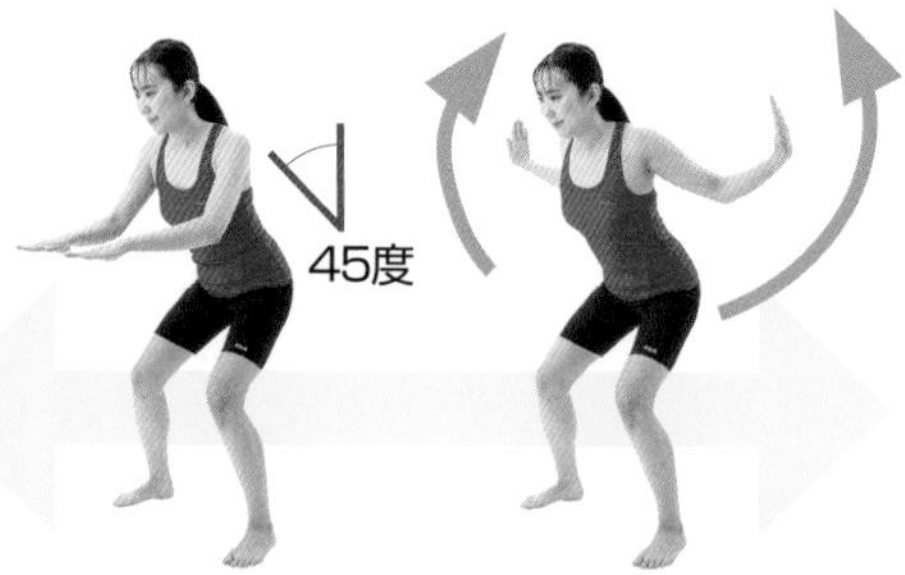

両腕を前方に出し、ひじを軽く曲げる。

ポイント ゆっくり行うとより効果がアップ。

❷ 両ひじを曲げたまま、鳥が羽ばたくように両腕を背中にできるだけ高く振り上げ、❶の状態に戻す。❶❷を5秒に1回のペースでくり返す。

12回で1セット 約1分　1日3セット行う

痛みはないが伸展方向に動かしづらい人

薬などで痛みが治まっている変形性股《こ》関節症や、いつも同じ姿勢でいてフロントライン（前面）の筋肉や筋膜が固縮している人に多く見られます。

可動域拡大体操❶

ストレッチ系

足クロス腰反らし

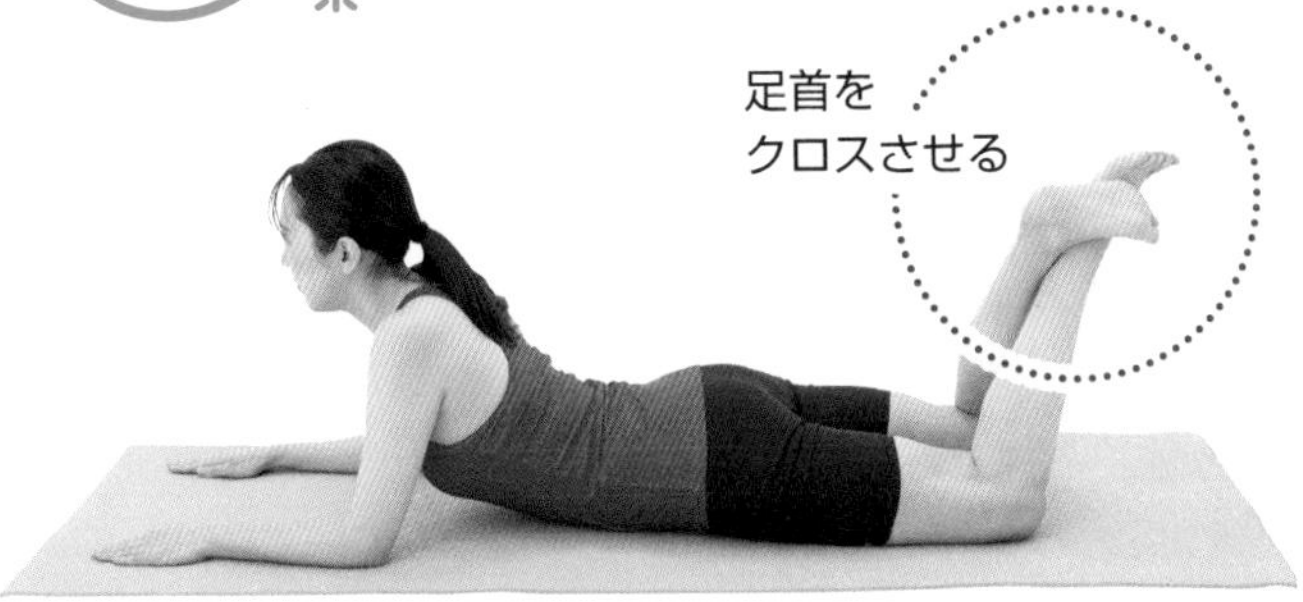

❶ うつぶせになって両ひじをつき、両足は肩幅くらいに広げる。両足を曲げ、右足を上にして足首をクロスさせる。

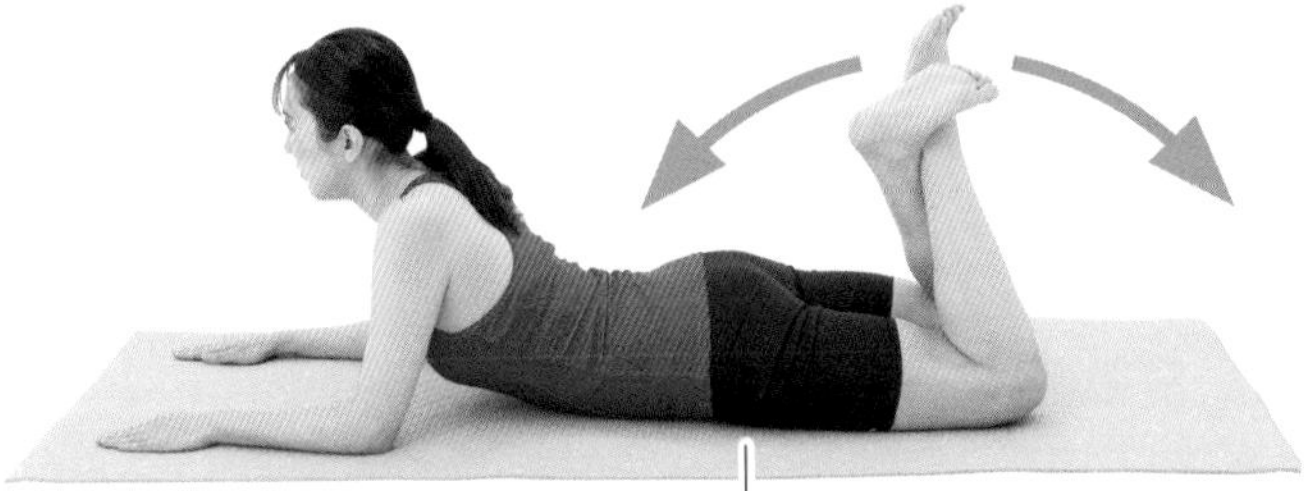

太もも、おなかは浮かないように床につける

❷ 足を前後に10回ゆらす。

❸ 今度は足を入れ替えて、左足首を上にクロスして、同様に❷を行う。

ポイント **ひじを曲げずに腕を伸ばし、上体を起こして行うとより効果が高まる。**

❷～❸を行って1セット 約1分　1日3セット行う

可動域拡大体操❷

筋トレ系

うつぶせ対角反らし

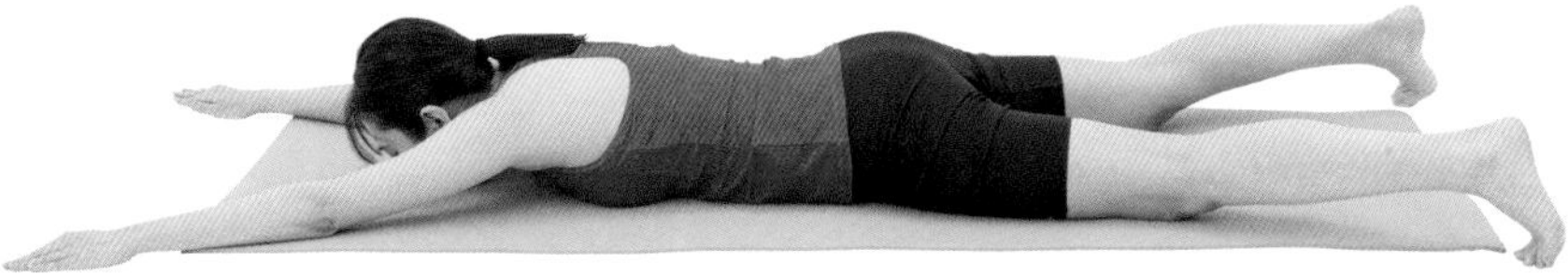

❶ うつぶせになり、両手両足を大きく広げる。

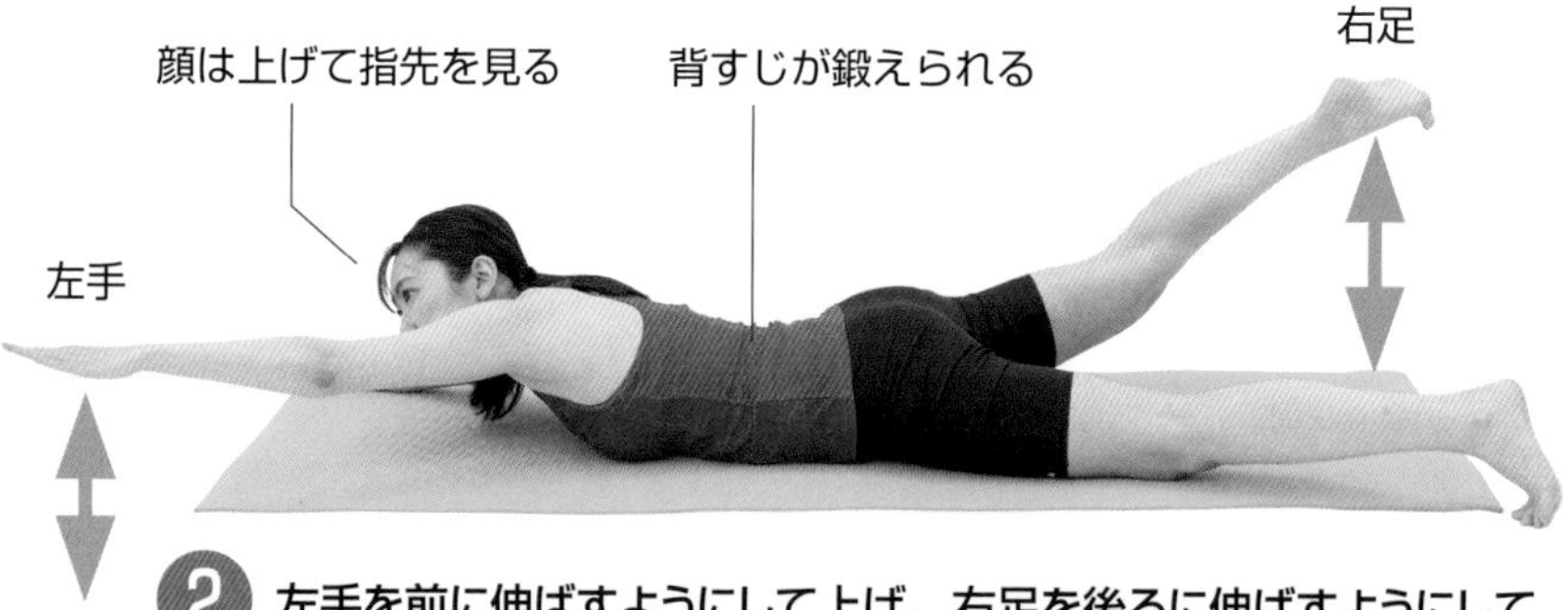

右足
顔は上げて指先を見る
背すじが鍛えられる
左手

❷ 左手を前に伸ばすようにして上げ、右足を後ろに伸ばすようにして上げる。上げた手と足を同時にゆっくりと10回上げ下げをする。

ポイント **慣れてきたら回数を増やして行ってもいい。ただし、体を反らすことで腰を痛めやすいので無理のない範囲で行う。**

❸ 左右を入れ替えて、反対側の右手、左足でも同様に行う。

❷〜❸を行って1セット 約1分

1日3セット行う

❸外転困難タイプ

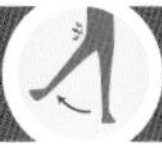

足を左右に大またに開くと痛む人

変形性股関節症で股関節の骨どうしが当たっているため、痛みが生じています。

消痛ストレッチ

再発予防筋トレ

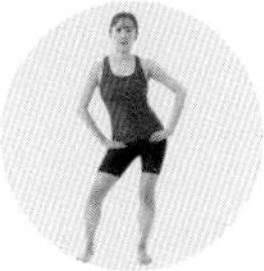

3Dジグリング

やり方は ➡ 55ページ を参照

※運動のやりすぎは症状の悪化を招くので注意する

痛みはないが外転方向に動かしづらい人

変形性股《こ》関節症ではないが股関節の可動域が狭い、太ももを内側に曲げる内転筋が固縮している、などが原因です。

❷〜❸を行って 1セット 約1分

1日3セット行う

可動域拡大体操❶ ストレッチ系

開脚また割り

ポイント 肩を前に入れるほど、ストレッチの効果が高まる。

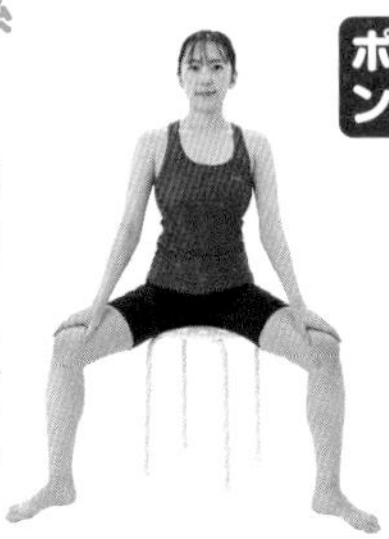

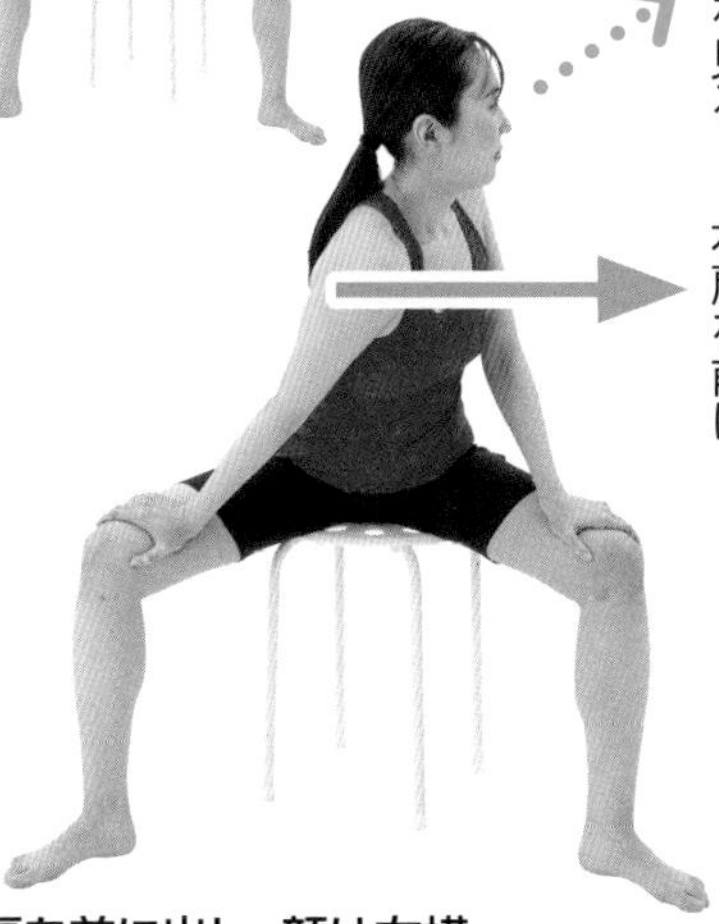

❶ イスに浅く座り、足をできるだけ広く開いて両ひざの上に手のひらを置く。

❷ 右肩を前に突き出して、顔は左横に向ける。20秒間キープし、❶に戻る。

❸ 同様に、左肩を前に出し、顔は右横に向ける。20秒間キープし、❶に戻る。

可動域拡大体操❷

筋トレ系

横向き足上げ

❶ 横向きに寝て、片手で頭を支え、もう一方の手は床につく。床側の足は曲げる。

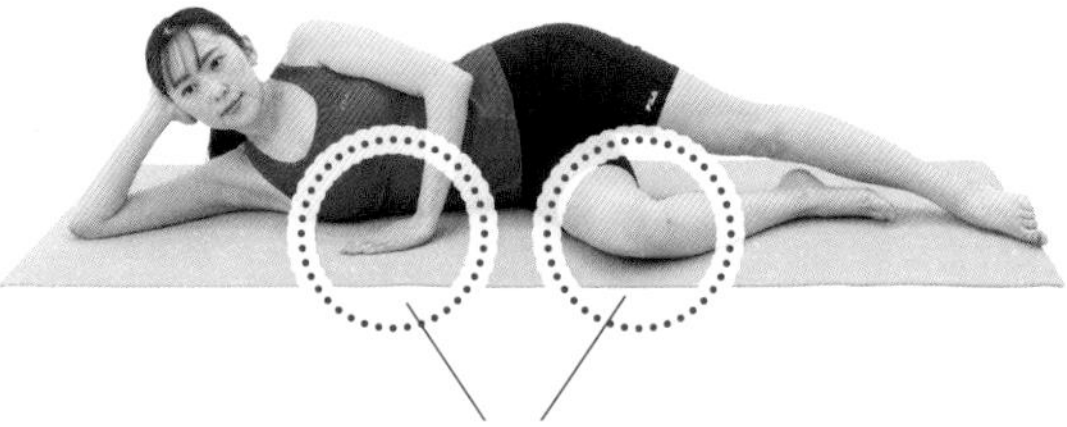

床に手をつき、ひざを曲げると体が安定する

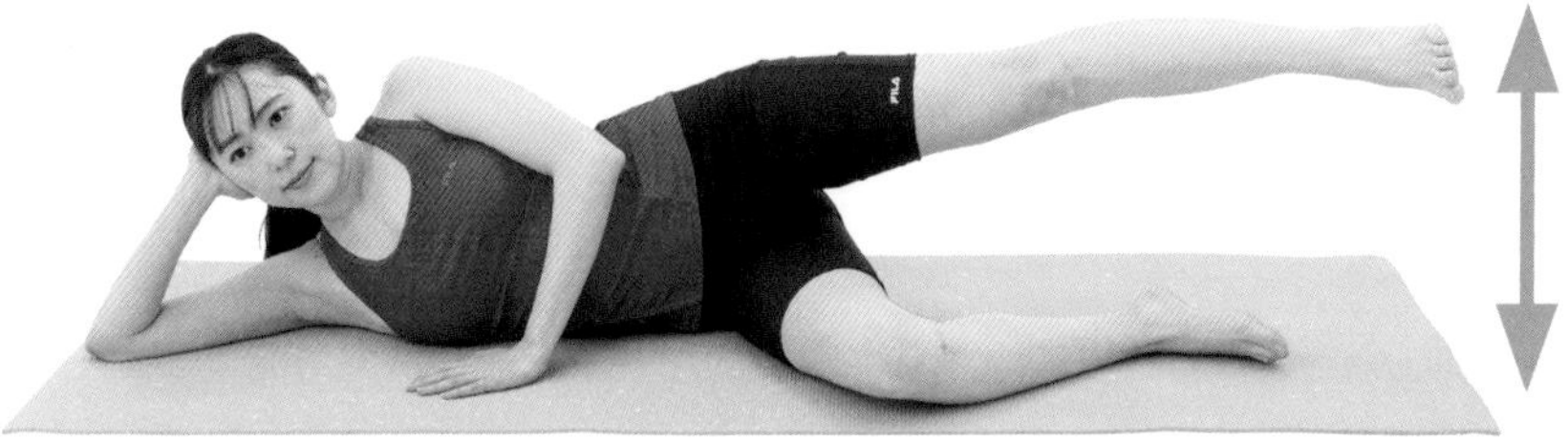

❷ 上の足はできるだけ股関節を伸ばした状態で、肩幅くらいの高さまで上げる。2～3秒キープして、ゆっくりともとに戻す。10回くり返す。

❸ 体の向きを変えて反対側の足でも同様に10回❷を行う。

上級編

床側の足を曲げずに伸ばして行うとより効果が期待できる。

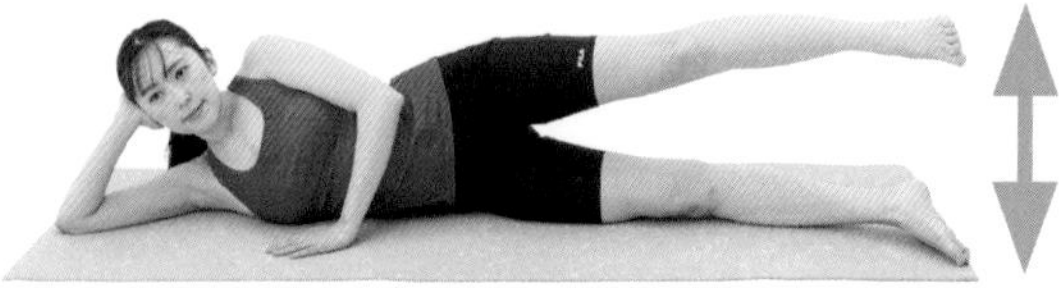

❷～❸を行って1セット 1分

1日3セット行う

④内転困難タイプ

足をクロスさせると痛む人

変形性股《こ》関節症のほか、軟骨のかけらが股関節内を動き回る関節ねずみ（関節内遊離体）や、スポーツ選手に多い過度の運動による大腿《だいたい》筋膜張筋の固縮が原因です。

消痛ストレッチ ひざ立て上体ひねり

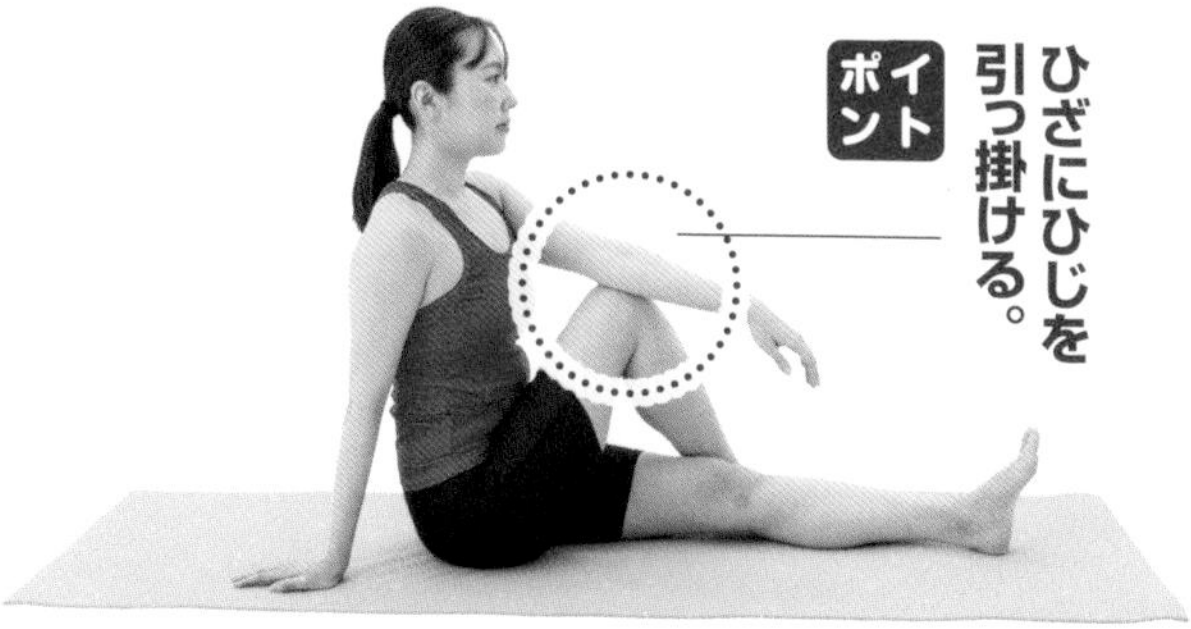
ポイント
ひざにひじを引っ掛ける。

❶ 足を伸ばして床に座る。右足はひざを立て、左足をまたぐ。左手のひじを立てたひざに引っ掛ける。右手は後ろの床につく。

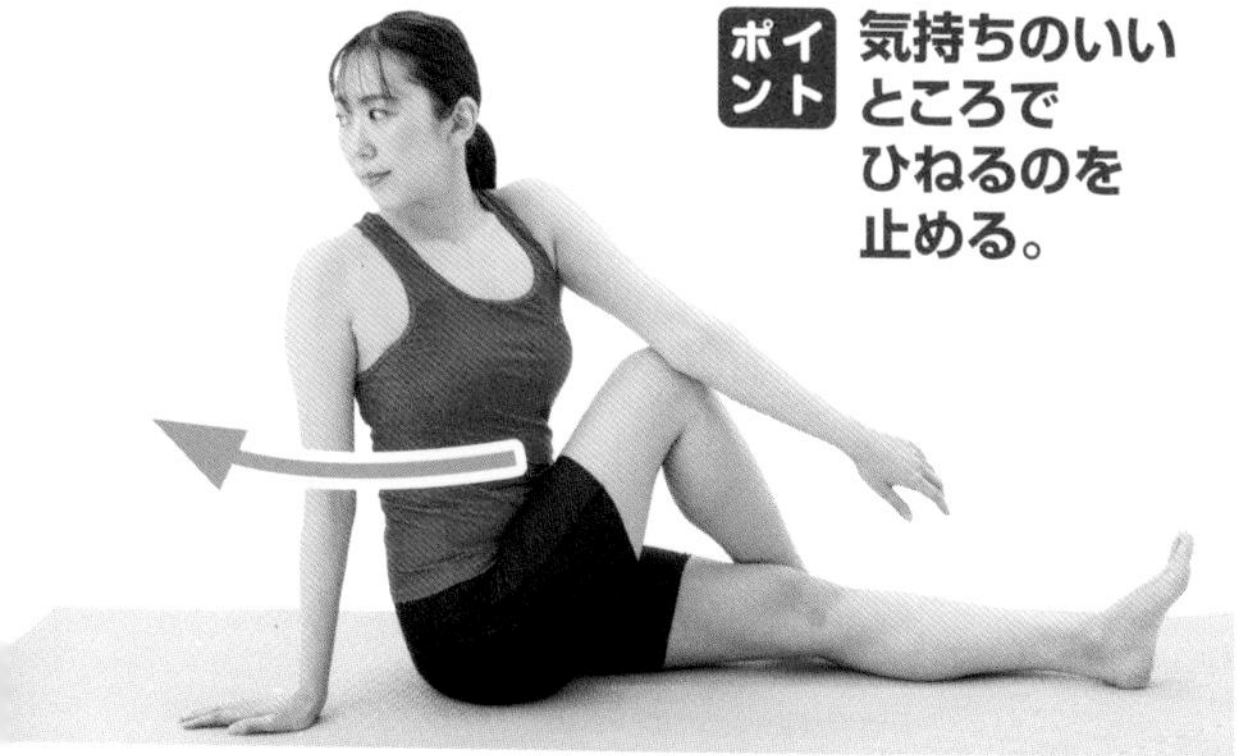
ポイント
気持ちのいいところでひねるのを止める。

❷ 腰を軸に上体を右方向に大きくひねる。20秒ほどキープして、ゆっくりもとに戻る。

❸ 左右の足と手を入れ替えて、同様に行う。

注意

関節ねずみでは、ロッキングされる（関節が動かせなくなる）ことがあります。その場合は、無理に行うと痛みが増強するため、体操は中止してください。

❷〜❸を行って1セット 約1分

1日3セット行う

再発予防筋トレ

横向き両足上げ

ポイント かかとが離れる人は筋力が衰えている。内ももにギュッと力を入れ両足のかかとを合わせるといい。

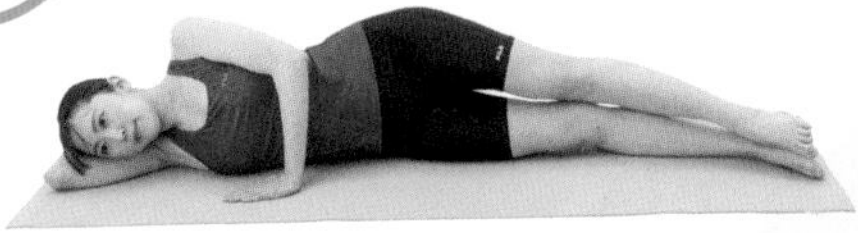

1 横向きに寝て、片手で腕枕、もう一方の手で体を支える。

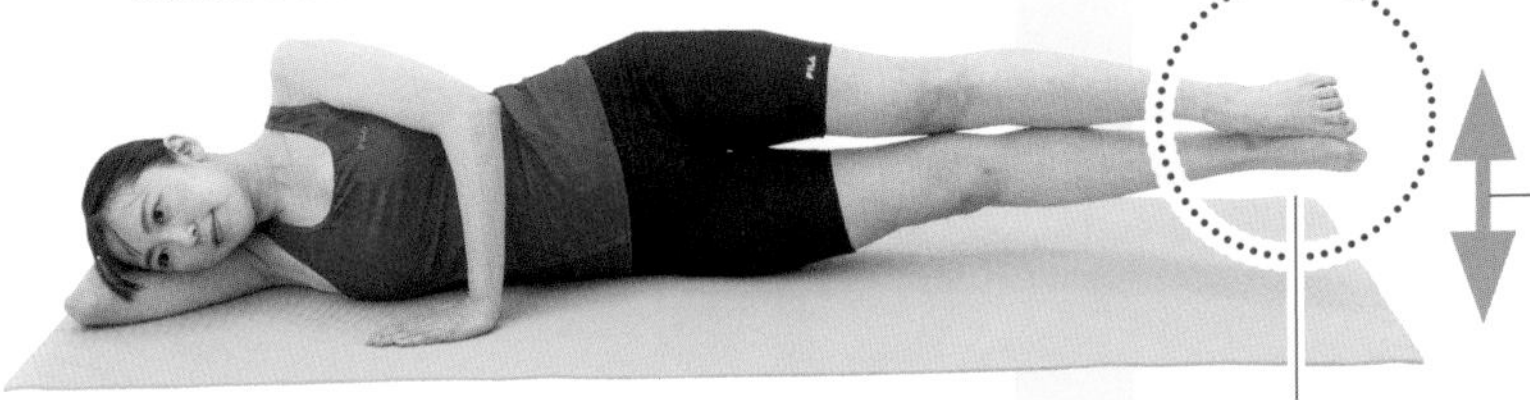

2 両足をそろえ、左右のかかとを合わせた状態で上げる。足をゆっくりもとに戻す。足をそろえたまま、上げ下げを10回くり返す。

3 体の向きを変え、反対側でも同様に行う。

2～3 を行って1セット 約1分　1日3セット行う

痛みはないが内転方向に動かしづらい人

運動不足で太ももを内側に曲げる内転筋が衰えていることが原因です。

可動域拡大体操

横向き両足上げ

（上記と同様）

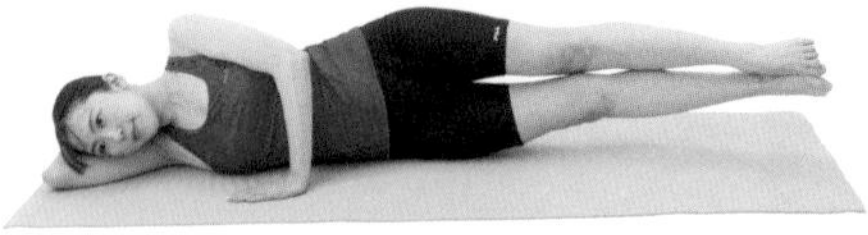

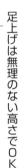

体操のやり方は ➡ 上記を参照

⑤外旋困難タイプ

あぐらや足組みをすると痛む人

変形性股《こ》関節症で股関節が変化しているために、あぐらや足組みをすると痛みが生じます。

消痛ストレッチ あおむけ足パタパタ

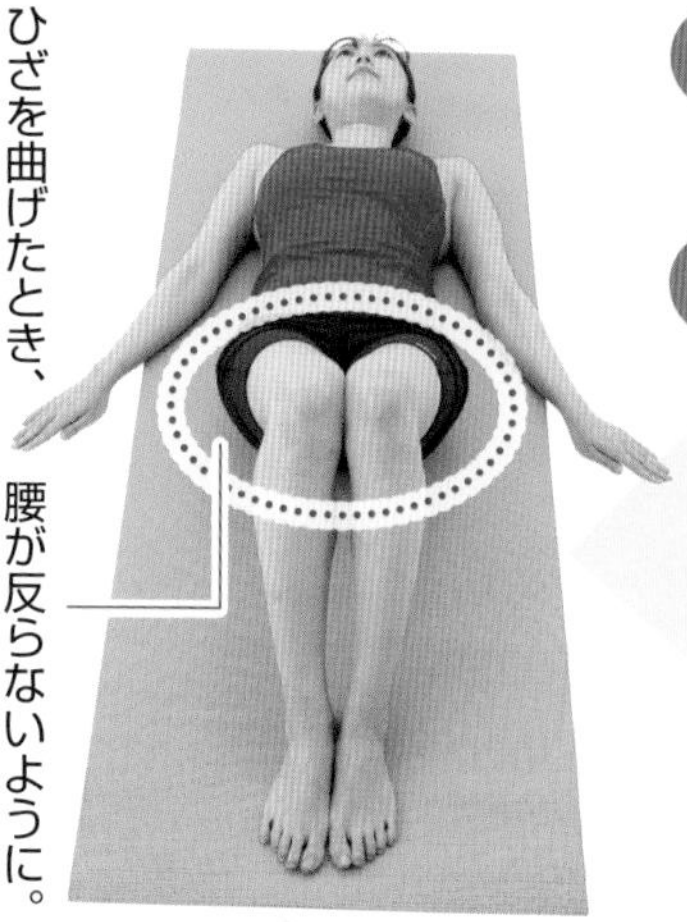

ひざを曲げたとき、腰が反らないように。

1 あおむけになり、両ひざを立てる。

2 両足の裏を合わせて、両ひざをゆっくりと開く。開く限界まで開いたら、ゆっくりともとに戻す。この開閉を10〜15回くり返す。

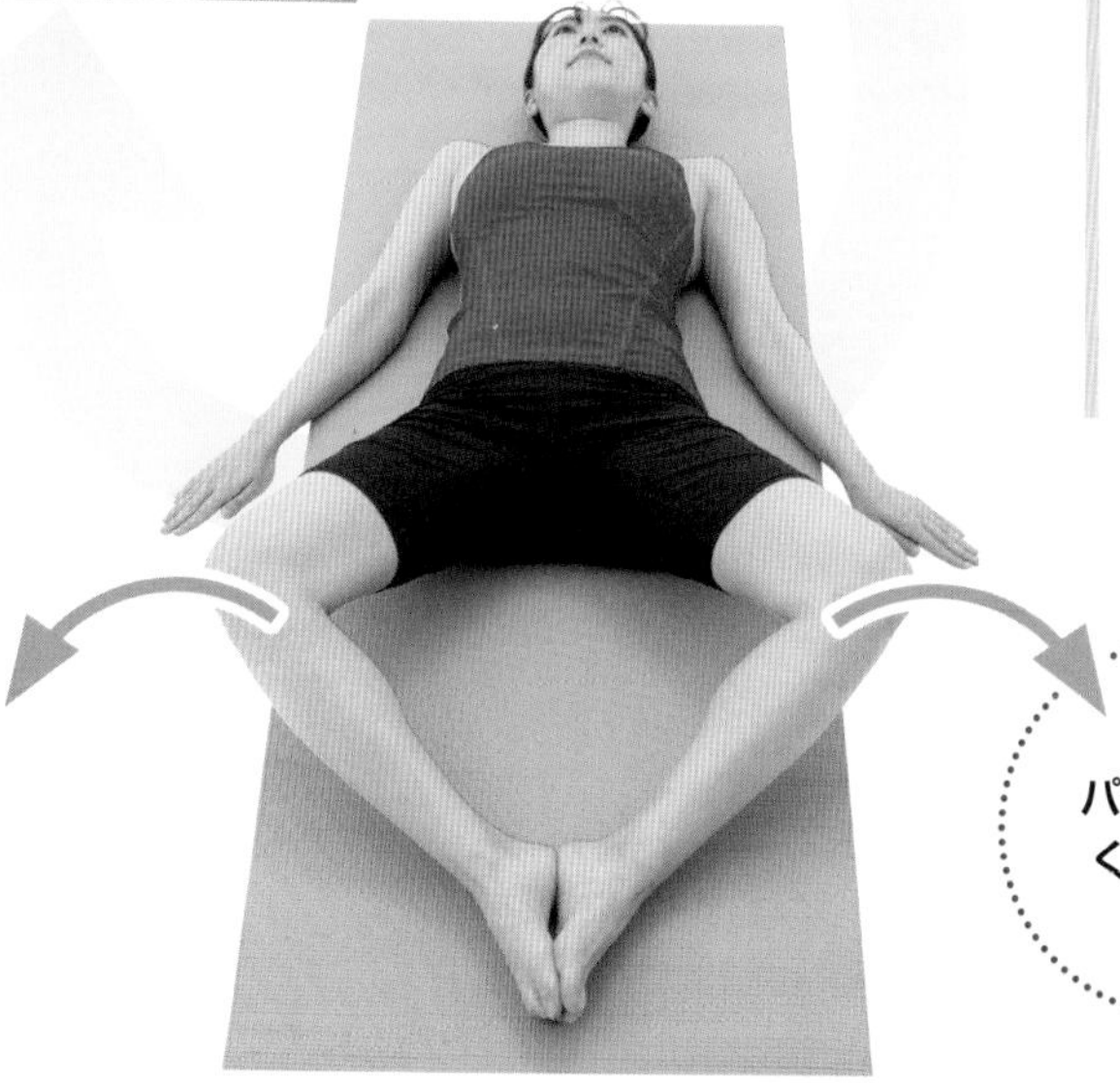

ポイント 股関節の内側の筋肉が伸びていることを意識する。

②を10〜15回くり返して1セット 約1分 1日3セット行う

再発予防筋トレ　横向き足パタパタ

ポイント 腰のまわりの筋肉が鍛えられることを意識する。

1. 横向きに寝て、片手で頭を支え、もう一方の手は床につく。両ひざをそろえて90度くらいに曲げる。

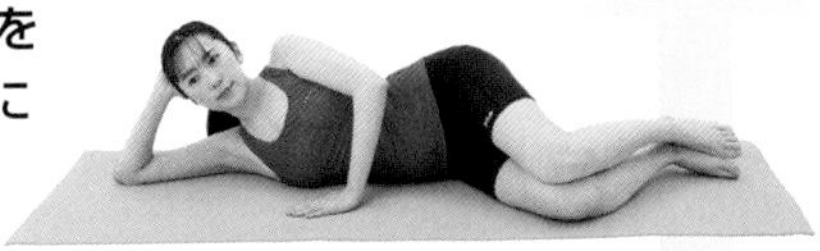

2. 上の足をゆっくりと開いて、閉じる。これを5〜7回くり返す。

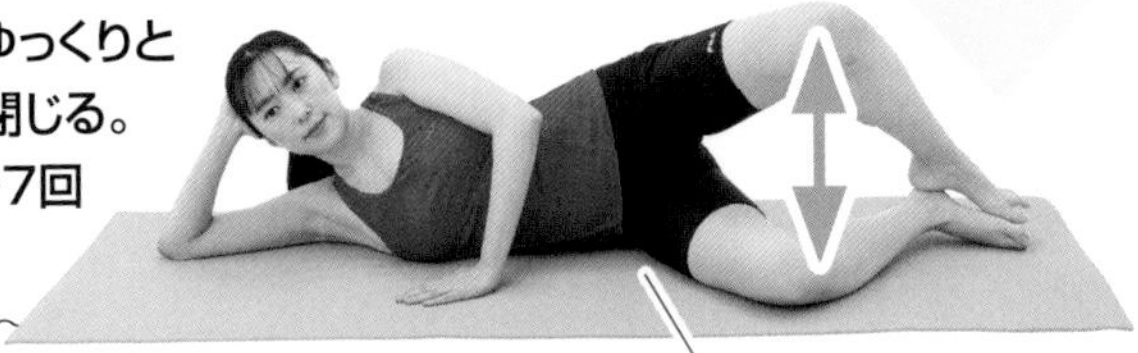

3. 体の向きを変えて、反対側の足でも同様に行う。

②〜③を行って1セット 約1分　1日3セット行う

痛みはないが外旋方向に動かしづらい人

運動不足などにより体全体が硬くなっていると股関節の外旋《がいせん》方向の可動域が狭くなります。

可動域拡大体操　片あぐら

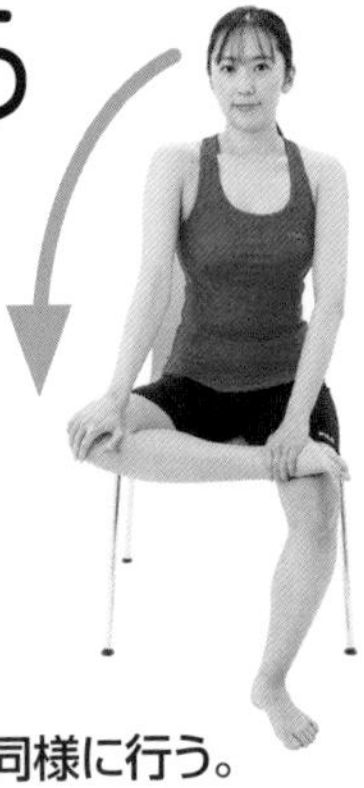

1. イスに腰かける。右足首を左ひざの上に乗せた片あぐらの状態で、股関節から上半身を前に倒して、20〜30秒キープ。

2. 足を組み替えて、反対側も同様に行う。

①〜②を行って1セット 約1分　1日3セット行う

❻内旋困難タイプ

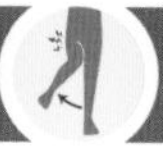

ペタンコ座り（女の子座り）をしようとすると痛む人（できない人）

主な原因は変形性股《こ》関節症や、大腿《だいたい》骨の骨端が正常な位置よりずれる大腿骨頭すべり症の既往歴がある場合です。健常な人（特に男性）でも骨の形によってはペタンコ座りをそもそもできないか、すると痛むことがあります。

消痛ストレッチ あおむけひざ倒し

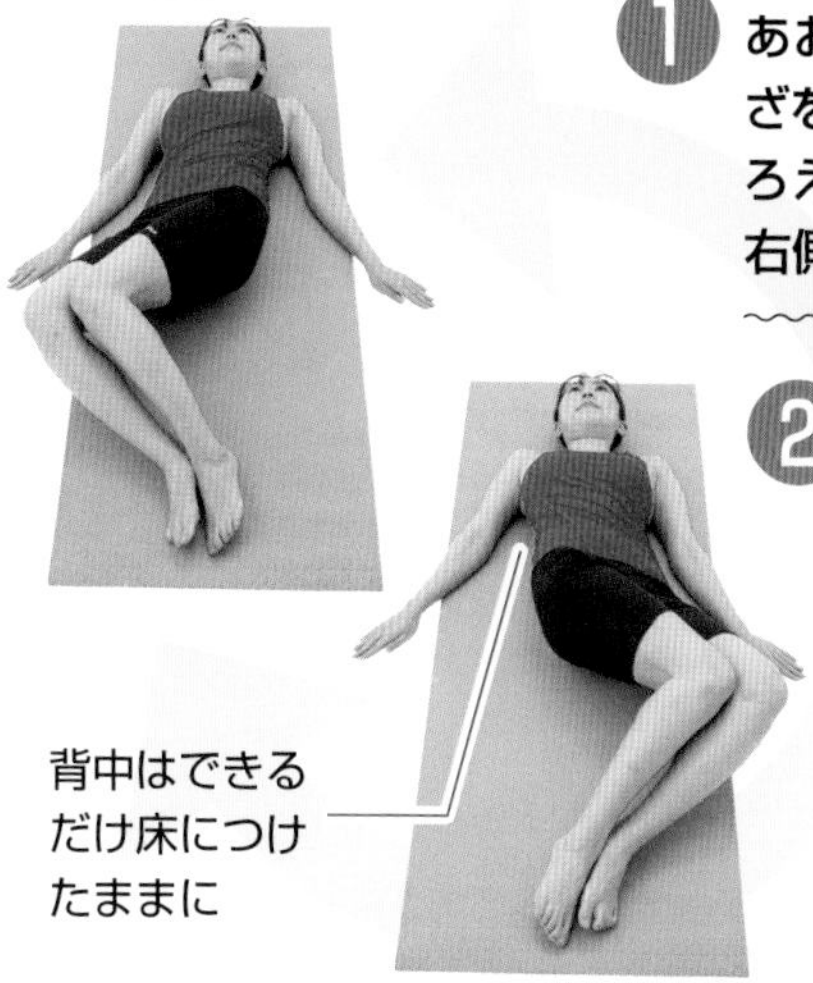
背中はできるだけ床につけたままに

❶ あおむけになり、両ひざを立てる。ひざをそろえたままゆっくりと右側に倒す。

❷ ゆっくりともとに戻し、今度は左側に倒す。これを交互に10回くり返す。

❶～❷ を10回くり返して1セット 約1分 1日3セット行う

上級編 ひざ踏みつけ

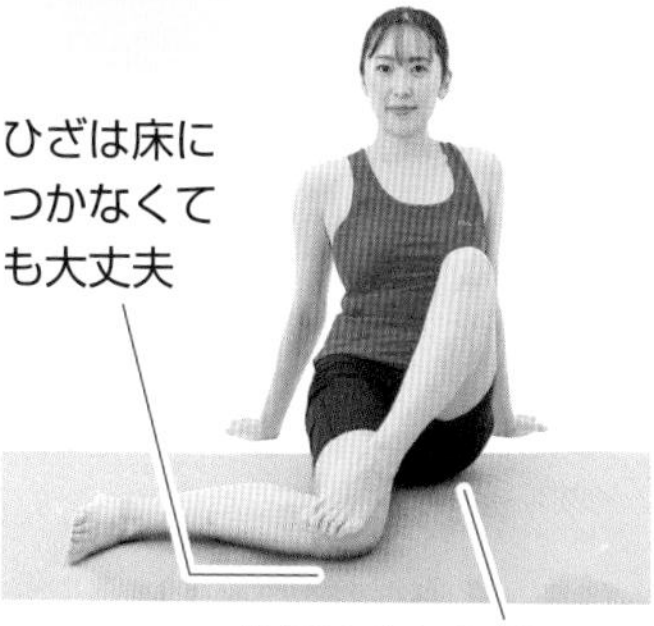
ひざは床につかなくても大丈夫
お尻は床から離さない

❶ 右ひざを内側に倒し、左足を右ひざの上に乗せて押さえる。30秒キープ。

❷ 足を替えて、同様に行う。

❶～❷ を行って1セット 約1分 1日3セット行う

再発予防筋トレ 横向きかかと上げ

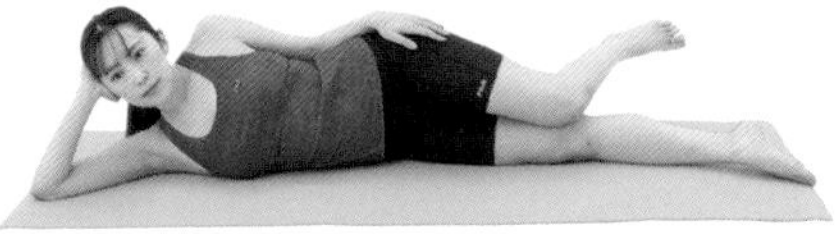

1. 横向きで寝る。片手で頭を支え、もう一方の手は腰の上に置き、両足をそろえて股《こ》関節を伸ばす。左足のひざを90度後ろに曲げる。

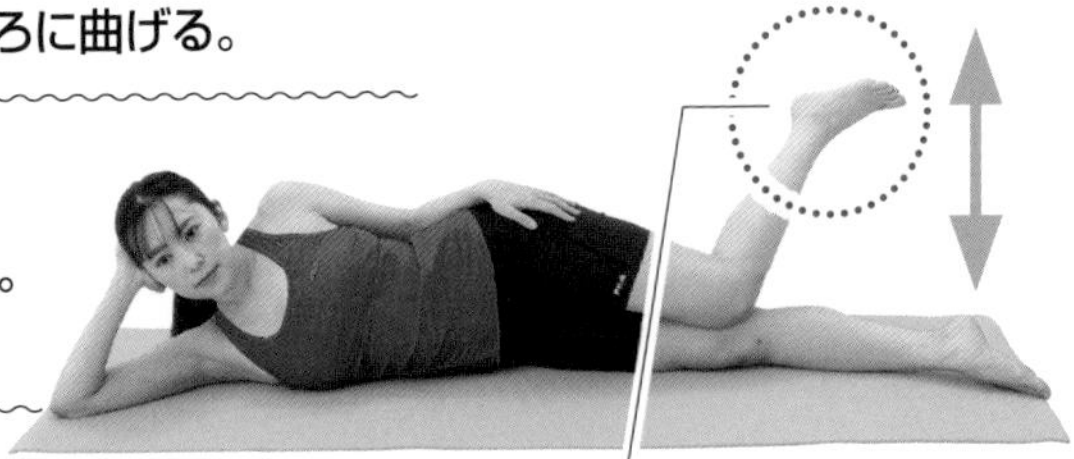

かかとを上げる

2. かかとを上げたり、下げたりして足を振る。10回くり返す。

3. 体の向きを変えて、反対側でも同様に行う。

②〜③を行って1セット 約1分　1日3セット行う

可動域拡大体操 足首つかみひねり

1. 床に座り、右足は内側に曲げ、後頭部を右手で押さえる。左足は後ろに曲げ、左手で足を下からつかむ。20〜30秒キープ。

2. 左右の手足を入れ替えて、同様に行う。

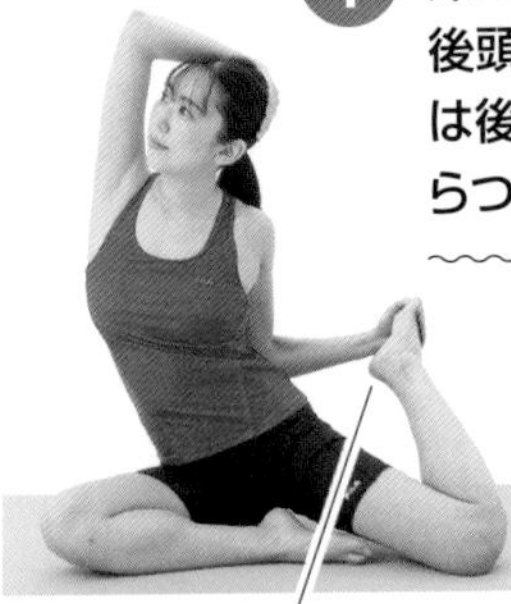

かかとを上げる

①〜②を行って1セット 約1分　1日3セット行う

痛みはないが内旋方向に動かしづらい人

運動をあまりしない男性に多く見られます。体全体が硬くなっているのが原因です。

第6章

立っているのも
つらいほど重症なら
「振り子エクサ」、
左右の脚長差があるなら
「脚長差補正体操」で改善

変形性股関節症が進行した重度の股関節痛の人は重力と遠心力で筋膜ラインの固縮をゆるめる「振り子エクサ」が有効

変形性股《こ》関節症が進行し、股関節の痛みが強くなると、それをかばうために痛む股関節とは反対側へ腰を傾けてしまい骨盤や腰の骨に**変性側弯《そくわん》**（加齢による側弯）を合併しやすくなります。こうなると歩行のバランスが乱れ、歩行時により強い痛みが生じるようになります。

骨の変性側弯は、手術で治すことはほとんどありません。治療の中心は保存療法で痛みの改善をめざします。保存療法では、鎮痛剤の服用などとともに有効なのが筋膜ラインの固縮をゆるめる運動です（筋膜ラインについては25ページを参照）。ところが、このように立っているのもつらいほど症状の進行した重い変形性股関節症では、力を入れて股関節を大きく動かす運動が難しくなります。さらに、体を動かすこと自体が少ないので、筋膜ラインの柔軟性がますます失われ、カチカチに硬くなっています。

痛みを解消するには、運動によって筋膜ラインをゆるめる必要があります。しかし、力を入れて運動をしようとするといっそう強い痛みが生じます。では、どうすればいいのか。実は、**重力と遠心力をうまく利用すれば、最小限の力で筋膜ラインをゆるめることができます**。

子供のころ、糸や棒などに重りをつけて左右に振れるようにした振り子で遊んだ経験はありませんか。重りを毎回押さなくても左右にゆれつづけるのは重力（遠心力）が働いているからです。

振り子の原理と同じ体操が「振り子エクササイズ」です。これは、股関節を支点にして、足を振り子のように前後左右にゆらすだけの体操です。足を振るだけで、足にかかる重力と遠心力により、足が引っぱられて筋膜ラインが伸ばされるのです。このとき足に力を入れる必要はなく、**重力や遠心力に任せればいいので、股関節が痛い人でも無理なく取り組めます**。

痛いからといって股関節を動かさないと、筋膜ラインはますます固縮していきます。**痛みに悩む人はむしろ股関節を意識して動かすほうが痛みの軽減につながります**。無理のない範囲で「振り子エクササイズ」をぜひ試してみてください。

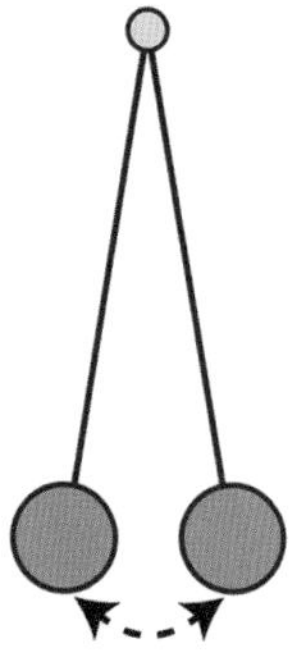

振り子

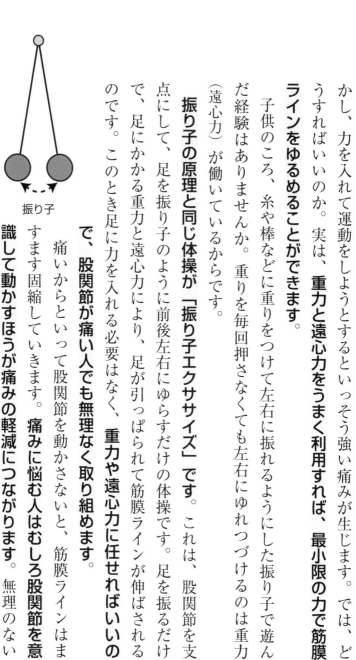

振り子エクサは股関節を6方向に振る簡単体操でやれば直後に痛みが軽減

「振り子エクササイズ」（以下、振り子エクサ）では、股《こ》関節を**6方向**にゆらします。前後へのゆらしはいわゆる**屈曲・伸展**の動作になります。同様に、左右に足をブラブラゆらすのは**内転・外転**方向への運動、前上げ・後ろ上げでのゆらしは**内旋《ないせん》・外旋《がいせん》**方向への運動です。

このことからわかるように、**振り子エクサは股関節の6方向の動き（14ページを参照）をすべて網羅しています**。振り子エクサを行うと、**股関節の動きにかかわるすべての筋膜ラインの固縮がゆるんで痛みが軽減**する効果が期待できます。痛みで思うように運動ができない人や可動域の狭い人に特におすすめします。

振り子エクサの基本の立ち方

背すじを伸ばし、肩幅くらいに足を広げて立つ。

片足立ちが不安な人はイスの背をつかんで行うといい。机や壁に手をついてもOK!

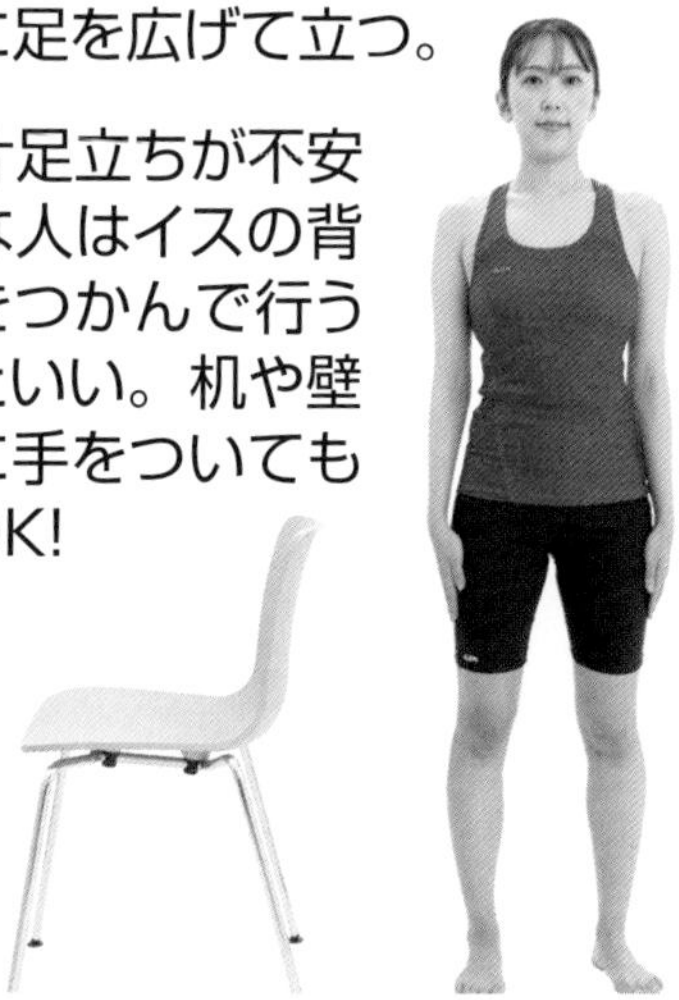

「振り子エクサ」のやり方

前後振り子（屈曲・伸展方向）

1. 足の力を抜いて、左足を前（屈曲方向）へ振る。
2. 続いて足を後ろ（伸展方向）へ振る。前後に15回ほどブラブラ振る。
3. 反対側の足でも同様に❶❷を行う。

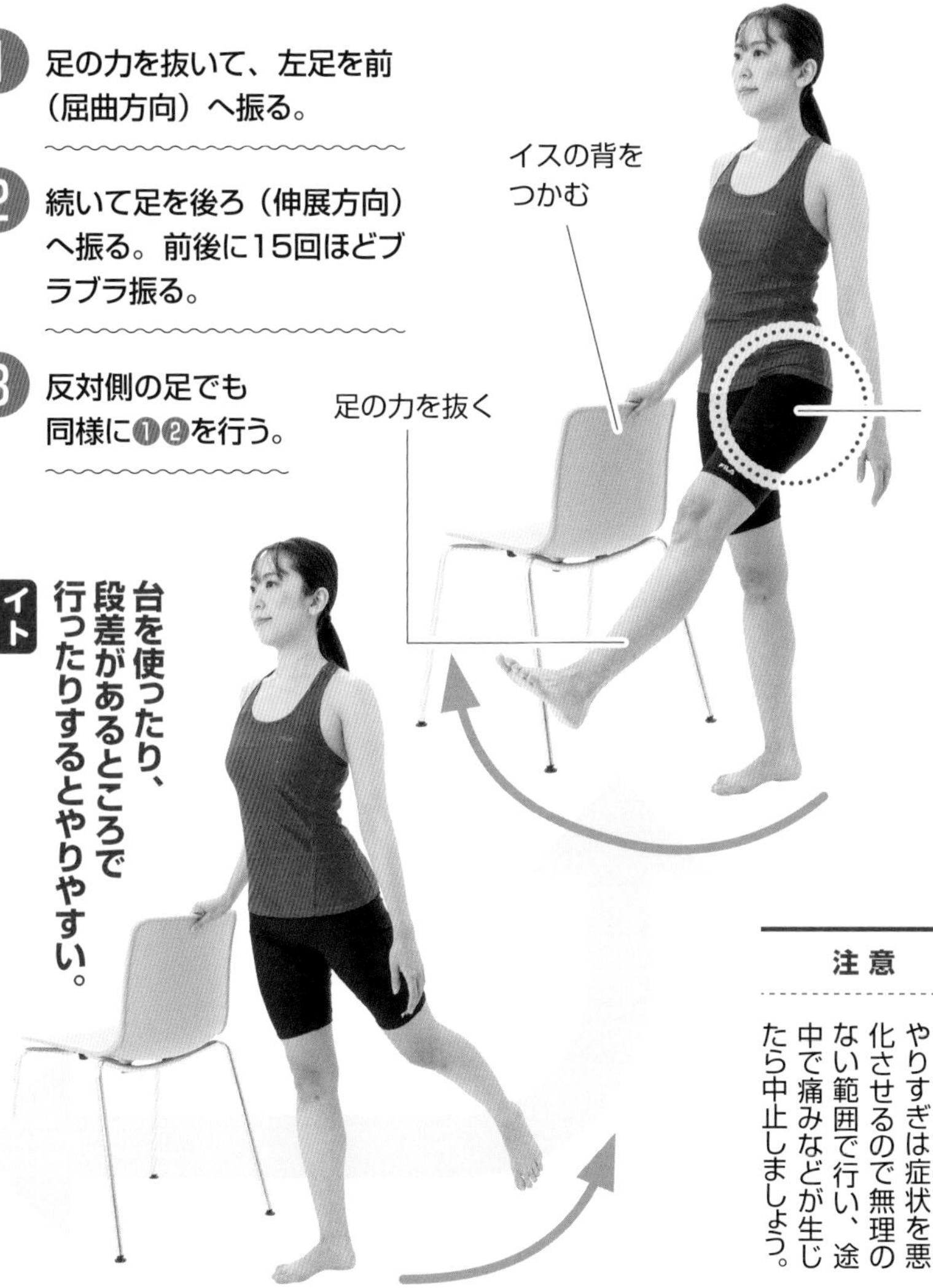
イスの背をつかむ
足の力を抜く
股関節を振り子のようにして振る

ポイント 台を使ったり、段差があるところで行ったりするとやりやすい。

注意

体操を行うさいは、やりすぎは症状を悪化させるので無理のない範囲で行い、途中で痛みなどが生じたら中止しましょう。

①～③を行って 1セット 約1分　1日3セット行う

左右ブラブラ（内転・外転方向）

前　側

❶ 左足を前側の左（外転方向）に振る。

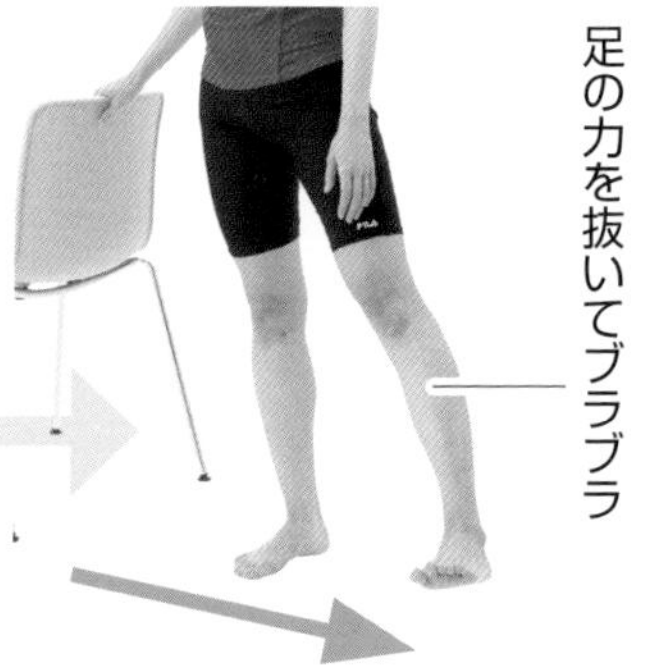

❷ 続いて左足を前側で右（内転方向）に振る。左右に5回振る。

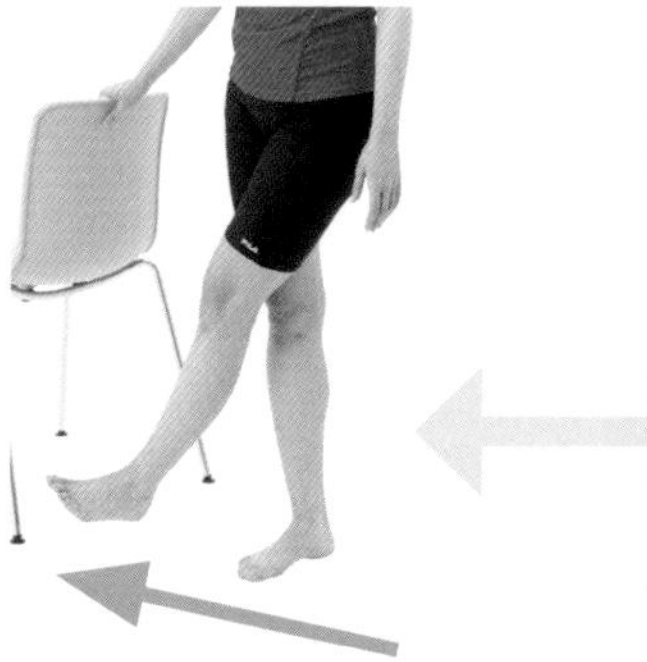

後ろ側

❸ 足を後ろ側で左（外転方向）に振る。

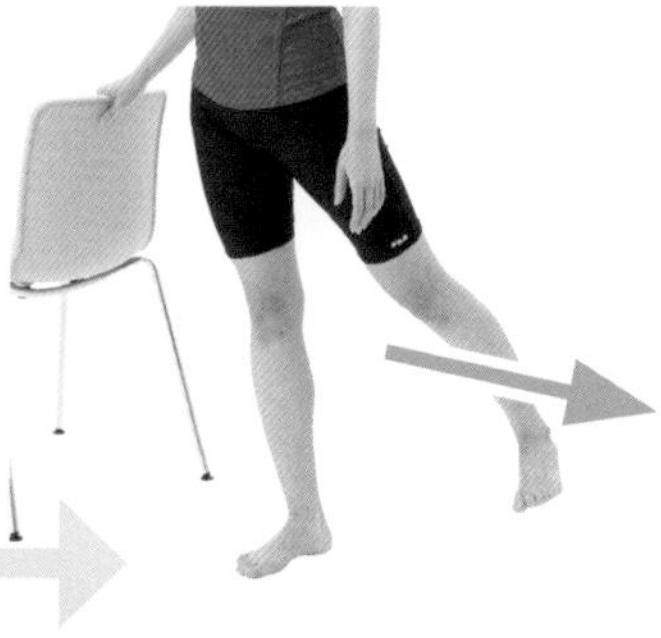

❹ 続いて左足を後ろ側の右（内転方向）に振る。左右に5回振る。

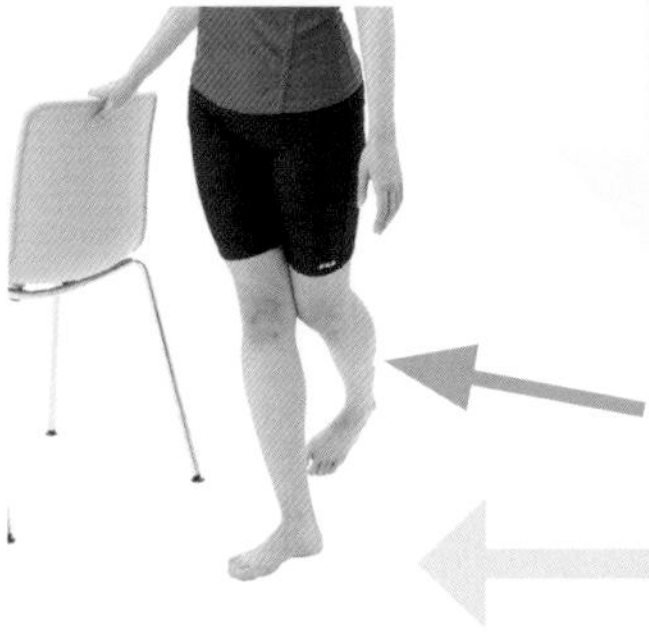

❺ 反対側の足でも❶～❹を同様に行う。

❶～❺を行って1セット 約1分　1日3セット行う

ポイント ひざを曲げる角度や足を振る幅は、無理なくできる範囲で行う。

前上げブラブラ（内旋・外旋方向）

❶ 左足のひざを90度くらいに曲げ、前に持ち上げる。ひざを支点に右（外旋方向）に振る。

❷ 続いて左（内旋方向）に振る。左右に10回振る。

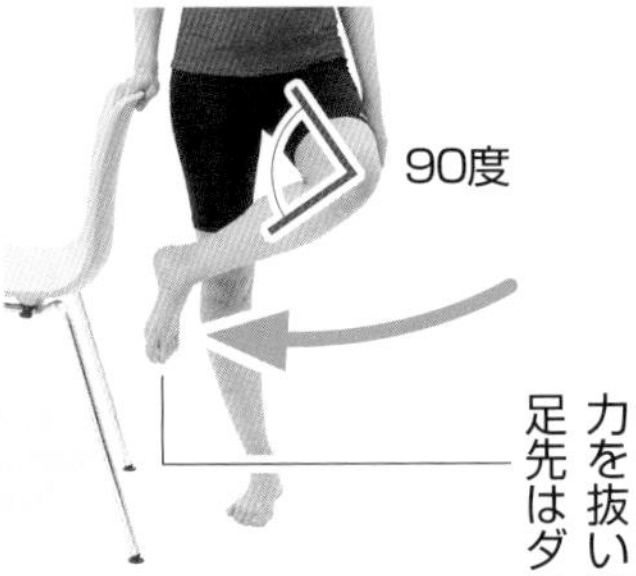
90度
力を抜いて足先はダラリ

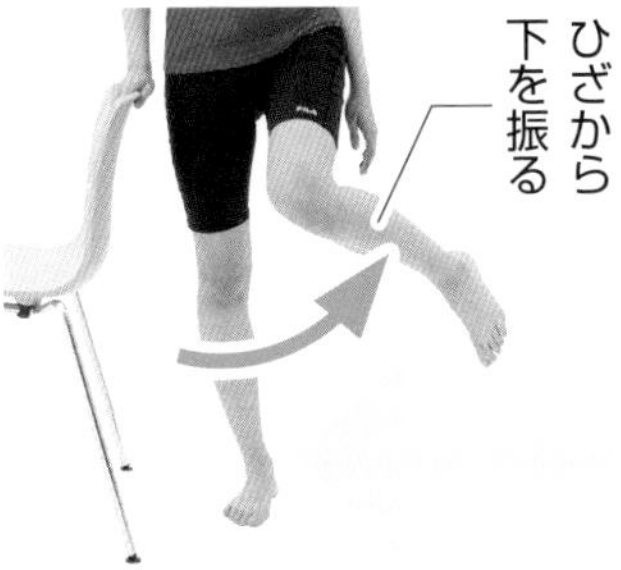
ひざから下を振る

❸ 足を替えて、反対側でも同様に❶❷を行う。

後ろ上げブラブラ（内旋・外旋方向）

❶ 左足のひざを90度くらいに後ろに曲げる。ひざを支点に左（内旋方向）に振る。

❷ 続いて右（外旋方向）に振る。左右に10回振る。

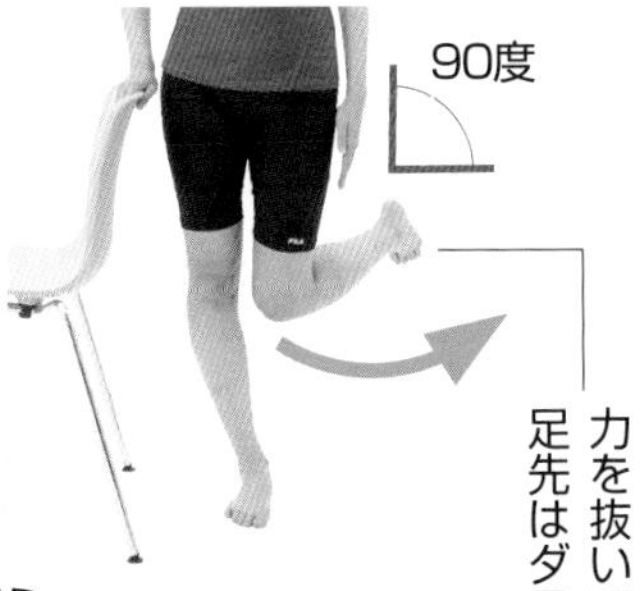
90度
力を抜いて足先はダラリ

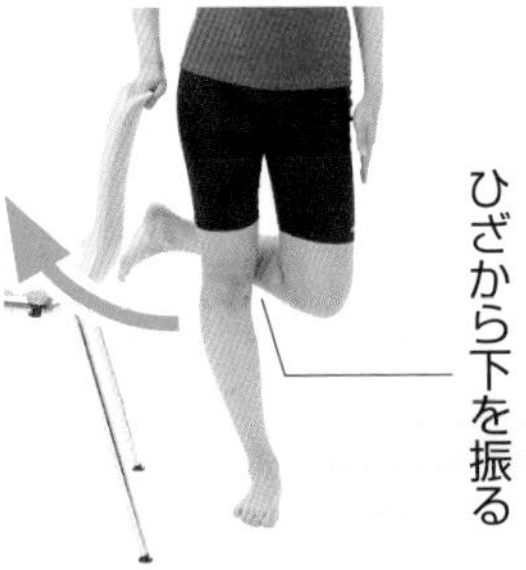
ひざから下を振る

❸ 反対側の足でも同様に❶❷を行う。

上下の体操とも❶～❸を行って 1セット 約1分

1日3セット行う

左右の足の長さが変わる脚長差には「構造型」「ゆがみ型」などがあり、「ゆがみ型」なら体操で改善できる

変形性股《こ》関節症の症状に、**左右の足の長さが異なる脚長差《きゃくちょうさ》**があります。脚長差とは文字どおり左右の足（脚）*の長さが異なることをいい、二つのタイプに分けられます。一つは骨格そのものの変形によって生じ、実際に左右の足の長さが異なる**「構造的脚長差」（構造型）**、もう一つはレントゲン検査を行うと左右の足の長さに差は見られないが、骨盤や背骨などのゆがみによって生じる**「機能的脚長差」（ゆがみ型）**です。

変形性股関節症では軟骨がすり減るため、その分、足の長さは短縮します。症状が進行し、大腿骨頭《だいたいこっとう》の形が変化し位置がずれると、短縮はさらに進みます。こうした股関節の変形による短縮とともに、股関節周辺の筋肉の固縮により、短縮が生じることがあります。例えば、外側に曲げるための外転筋や内側に曲げるための内転筋などが硬くなると、股関節が傾き、完全に伸びきらなくなって、さら

＊太ももから下を指す場合、正しくは脚と表記する

脚長差のタイプ

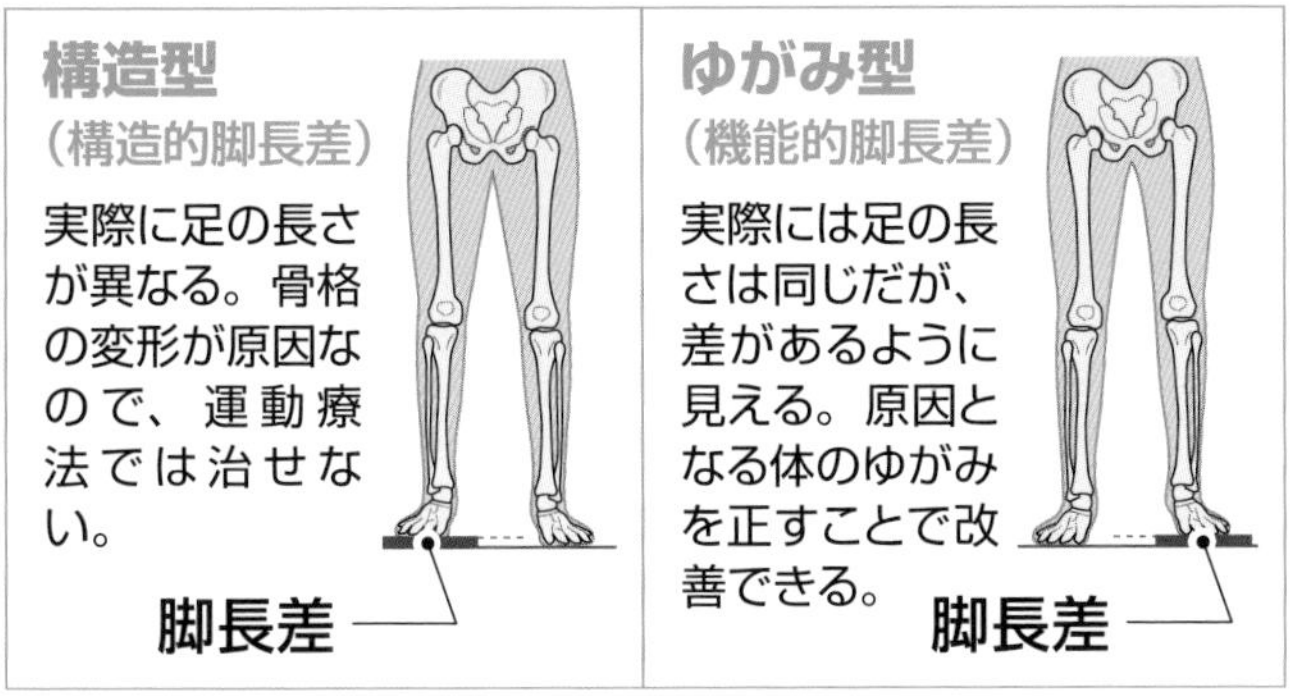
構造型
（構造的脚長差）
実際に足の長さが異なる。骨格の変形が原因なので、運動療法では治せない。
脚長差
ゆがみ型
（機能的脚長差）
実際には足の長さは同じだが、差があるように見える。原因となる体のゆがみを正すことで改善できる。
脚長差

に足の長さが短縮します。

脚長差があると、痛い側の股関節をかばおうとして（代償）、痛みのない側に体重を乗せ、痛みを感じる側の足を引きずって歩いたり（跛行《はこう》）、体を左右にゆらしながら歩いたりします。また、痛みのない側の股関節に過重な負担がかかり、痛みが起こることがあります。

構造型は骨格的な問題なので保存療法で治すことは難しいですが、**ゆがみ型は体のゆがみが原因であることから、ゆがみを正すことで脚長差を改善することができます。**

なお、変形性股関節症の手術後に脚長差が現れることがあります（手術については第8章を参照）。骨盤や大腿骨を切り取って関節の形を整える骨切り術の場合、骨を切り取ったほうの足が短くなります。変形した股関節を人工のものに置き換える人工股関節全置換術では、人工股関節の長さなどで手術をした足が長くなる場合があります。術後の脚長差の場合、差が小さければ時間の経過とともに体が慣れてきます。差が大きい場合は一般的に靴の中に入れる中敷きで調整します。

脚長差を正すには
骨盤の傾きや背骨の側弯を正す体操
「脚長差補正体操」が効き歩きづらさも改善

変形性股《こ》関節症によって生じる**脚長差《きゃくちょうさ》の主な原因は、股関節周辺の筋肉の固縮による骨盤の傾きや背骨の側弯《そくわん》です**。そこで、骨盤の傾きや背骨の側弯を正すことで脚長差を少なくしようというのが**「脚長差補正体操」**です。その最大の特徴は筋膜ライン伸ばしと筋トレの複合トレーニングになっていることです。

筋膜ラインは四つありますが（42ページを参照）、脚長差補正体操では体の側面の**ラテラルライン**を集中的に伸ばします。ラテラルラインが弱く硬くなると背骨の側弯を招くからです。背骨の側弯は背骨周辺の筋肉が衰えることも原因なので、**背骨周辺の筋肉を鍛える運動**も行います。加えて、**股関節まわりの筋力アップ**も必要です。そして、四つの筋膜ラインをゆるめ、股関節を支えるすべての筋肉群を鍛える、いわば変形性股関節症対策の万能運動である**3Dジグリング**（第4章を参照）も脚長差補正体操に含まれています。

「脚長差補正体操」のやり方

① 体側伸ばし

(ラテラルライン・ストレッチ)

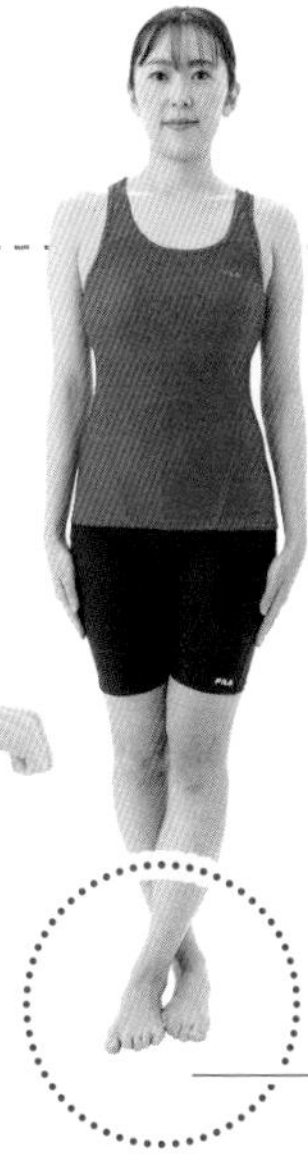

左足を前にクロス

1. 背すじを伸ばし、両手と足をそろえて立つ。左足を前にしてクロスさせる。

2. 右手のひじを曲げて持ち上げ、左に上体をゆっくりと傾ける。30秒キープしてもとに戻る。

3. 反対側でも同様に❶❷を行う。

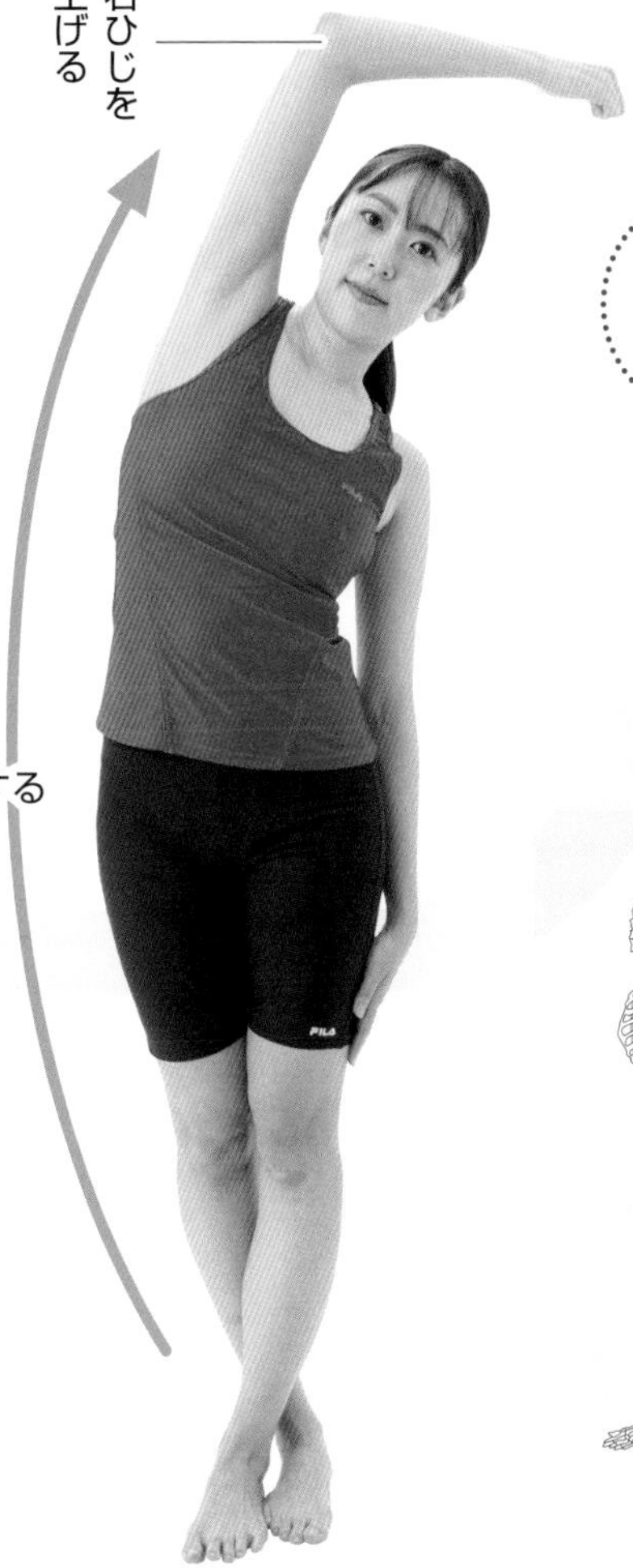

右ひじを上げる
ラテラルラインを意識する

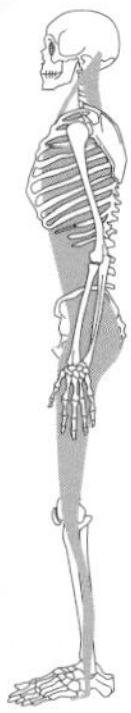

ラテラルライン

❶~❸で 1セット 約1分

1日3セット行う

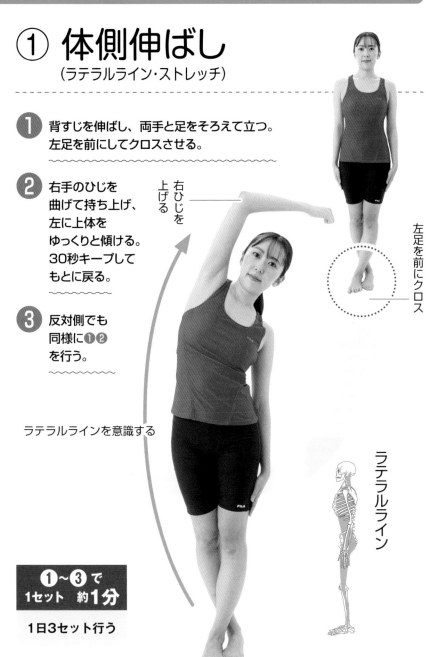

② お尻歩行

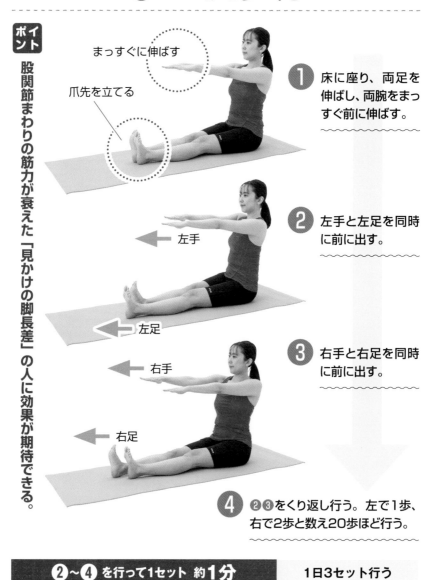

ポイント **股関節まわりの筋力が衰えた「見かけの脚長差」の人に効果が期待できる。**

1 床に座り、両足を伸ばし、両腕をまっすぐ前に伸ばす。

2 左手と左足を同時に前に出す。

3 右手と右足を同時に前に出す。

4 ❷❸をくり返し行う。左で1歩、右で2歩と数え20歩ほど行う。

❷〜❹ を行って1セット 約1分 | **1日3セット行う**

③ 3D ジグリング

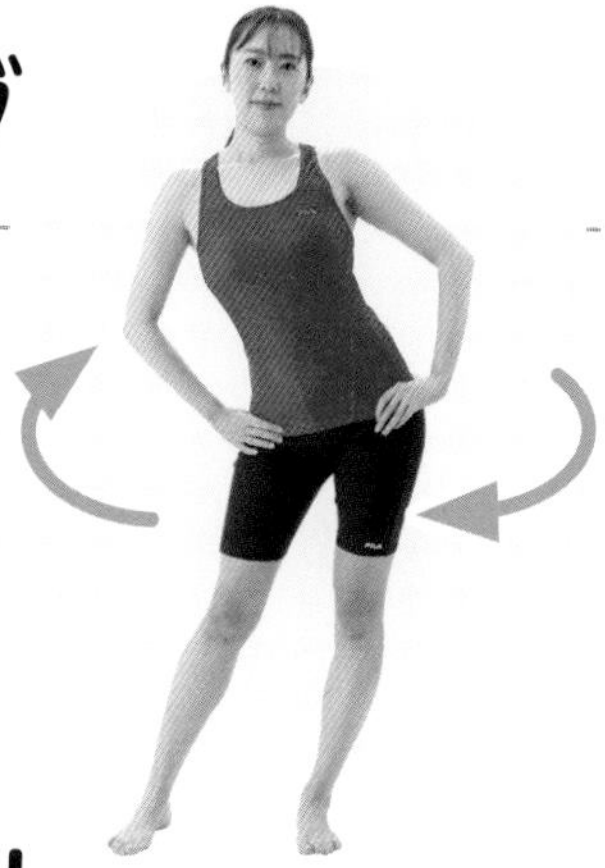

やり方は

55ページ を参照

④ 背中曲げ伸ばし

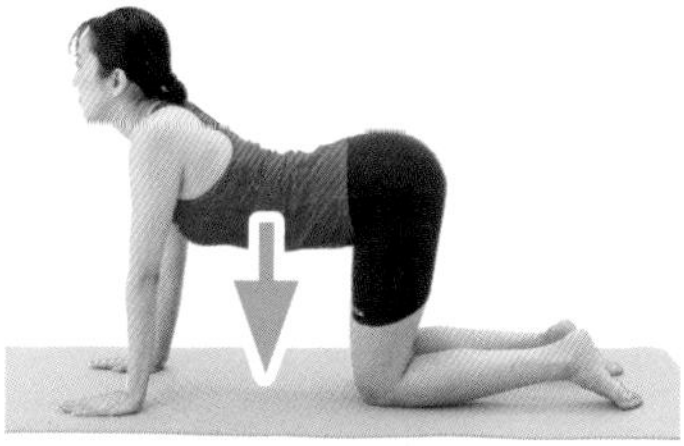

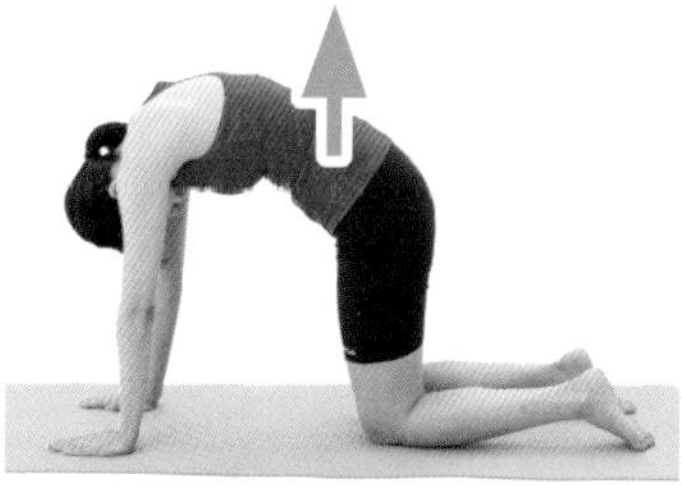

やり方は 69ページ を参照

複合トレーニングのポイント

- 4種のトレーニングすべてを一度に行うのが理想ですが、時間がないときなどは一つの体操だけでもかまいません。
- 順番は特に気にする必要はありませんが、立って行う体操（①と③）を先にしてから座って行う体操（②と④）をすると効率的です（あるいはその逆の順番）。

症例報告 3

変形性股関節症で脚長差が生じたが、脚長差補正体操を3ヵ月続けたら差が13ミリ短縮し痛みも改善

脚長差補正体操で脚長差が改善した（X線画像）

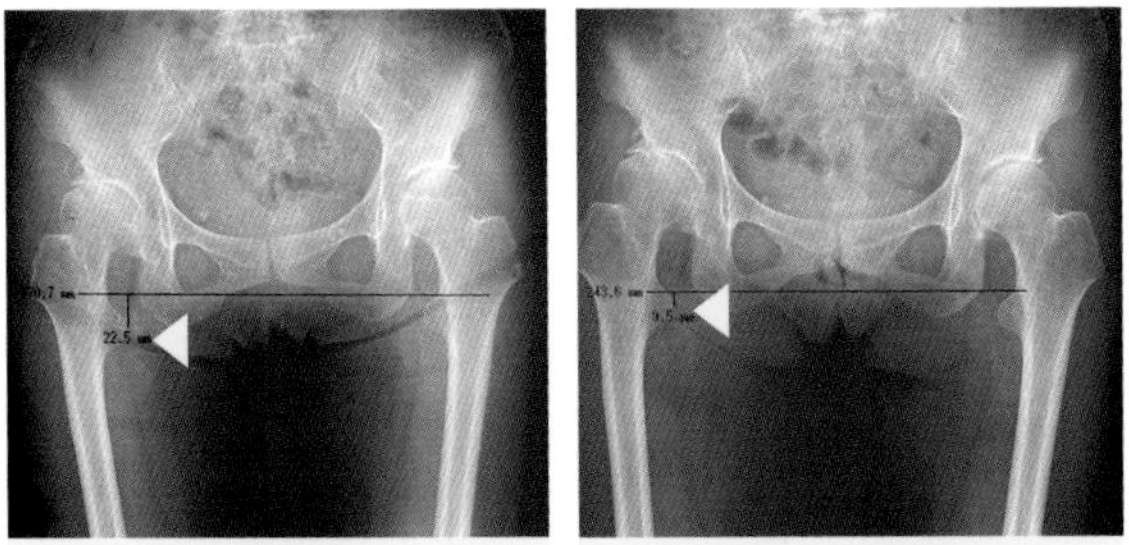

初診時　　3ヵ月後

左足に比べ、22.5ミリ長かった右足（左写真／三角は小転子の位置）が、脚長差補正体操を3ヵ月続けた結果、13ミリ短縮して9.5ミリになった（右写真）。

黒木《くろき》早《さ》苗《なえ》さん（仮名・56歳）は、5年前から歩行時に右側の股《こ》関節が痛むようになり、しだいに立った姿勢のときにも痛みが出はじめました。左股関節にも違和感を覚えたため病院を受診。**右股関節は進行期の、左側は初期の変形性股関節症と診断**されました。

黒木さんの場合は、X線検査で骨盤が右側に傾き、脚長差が生じていることがわかりました。そこで、黒木さんに**脚長差補正体操を指導したところ3ヵ月後には脚長差が13ミリ短縮し、左股関節の痛みが改善しました。**

第7章

動作時痛を抑えるコツや爪切りや靴下はきでの工夫など股関節の痛みを和らげ症状の進行を防ぐ「股関節いたわり生活術」

買い物、満員電車、長時間運転、犬の散歩など日常生活に潜む「股関節痛を招く意外な生活習慣」

私たちは、知らず知らずのうちに股《こ》関節に負担のかかる生活をしています。日常生活における何気ない習慣の中にも、股関節痛を招く要因が潜んでいるのです。特に、寛骨臼《かんこつきゅう》形成不全など股関節の形状に異常がある人は、今は痛みがなくても、股関節に負担がかかる習慣を続けていると股関節の病気を招きやすくなるので注意しましょう。

例えば、買い物などで**重い荷物を持ったり、肩にかけたりして歩く**ことがありますが、荷物が重すぎると股関節に大きな負担がかかります。また、赤ちゃんの抱っこなどで股関節を痛める人もたくさんいます。十分に筋力がある人なら問題ありませんが、筋肉が衰えている人は無理をせず、キャリーバッグやベビーカーなどを活用することをおすすめします。

電車やバスに乗るときも、できれば立って乗車しなければならない状況はさけ

日常生活で股関節痛を招きやすい場面

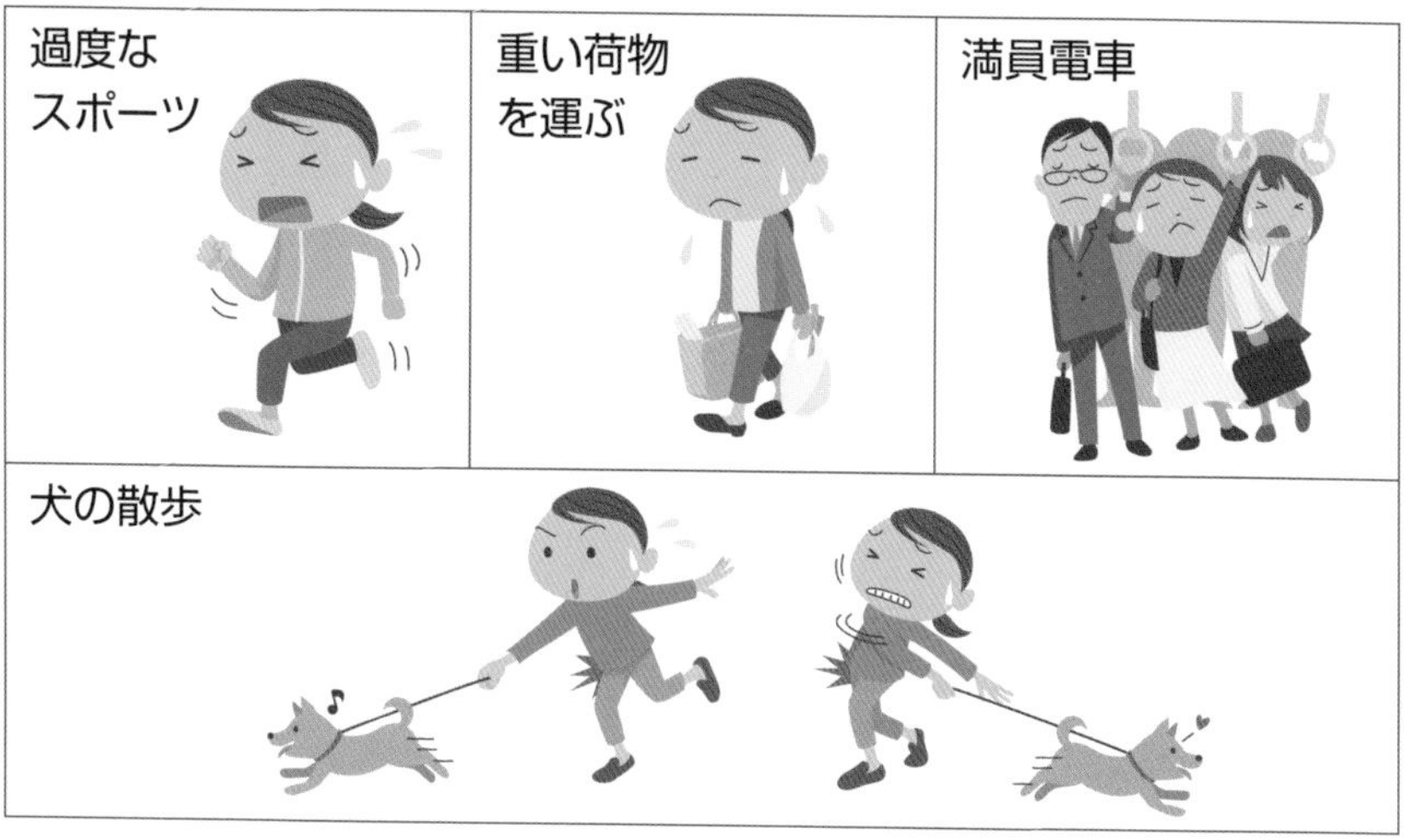
過度なスポーツ
重い荷物を運ぶ
満員電車
犬の散歩

たいものです。特に満員状態だと、無理な姿勢で踏んばったり、車体が大きくゆれたときにバランスをくずして片足に大きな負担がかかったりするのでよくありません。

散歩などの運動は、無理のない範囲で行えば有効ですが、**犬を連れての散歩**は気をつけましょう。犬が急に走りだしたり方向転換をしたりすると、股関節に不意に無理な力やひねりが加わって危険です。しつけをきちんとして、ゆっくり散歩できるようにしましょう。

サッカーやマラソン、テニスなどの**スポーツも度を越すと股関節痛の原因となります**。反対に、運動を全くしない、デスクワークが多い、長時間運転をするなど、動かしすぎないのも股関節を衰えさせ、痛みを招く要因になります。定期的な運動とストレッチを心がけましょう。

起床時や急に立ち上がったときなど動きはじめに起こる動作時痛を防ぐ「パカパカほぐし」

　変形性股《こ》関節症などによる股関節痛の特徴に、起床時や、ずっと座っていた状態から立ち上がるときなど、**動作の初めに痛みが生じる動作時痛**があります。

　股関節を長時間動かさないでいると、股関節周囲の筋肉や筋膜ラインが固縮してしまいます。また、股関節の関節包内の**滑液**《かつえき》も滞って関節が動きにくくなっています。このような状態で急に股関節を動かすと、激しい痛み（動作時痛）に襲われるのです。

　動作時痛をさけるには、股関節をゆっくりと少しずつ動かす必要があります。最も簡単なのが、次ページで紹介する**「パカパカほぐし」**です。起床時やイスから立ち上がるときなどに、事前に行えば動作時痛を抑えることができるので試してみてください。なお、長時間イスに座っているときは、まわりに迷惑のかからない程度にジグリング（46ページを参照）を行うといいでしょう。

動作時痛を抑えるパカパカほぐし

イスから立ち上がる前に行う パカパカほぐし

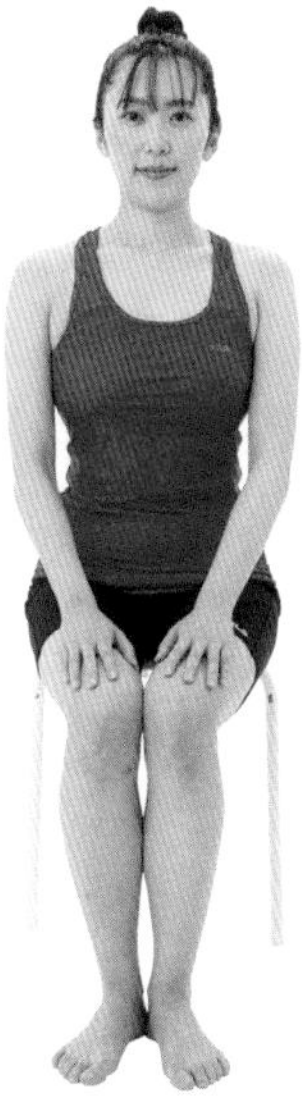

1 イスに座った状態でひざをゆっくり開き、ゆっくり閉じる。

2 初めゆっくりで行い、少しずつ早くして1分間くり返す。

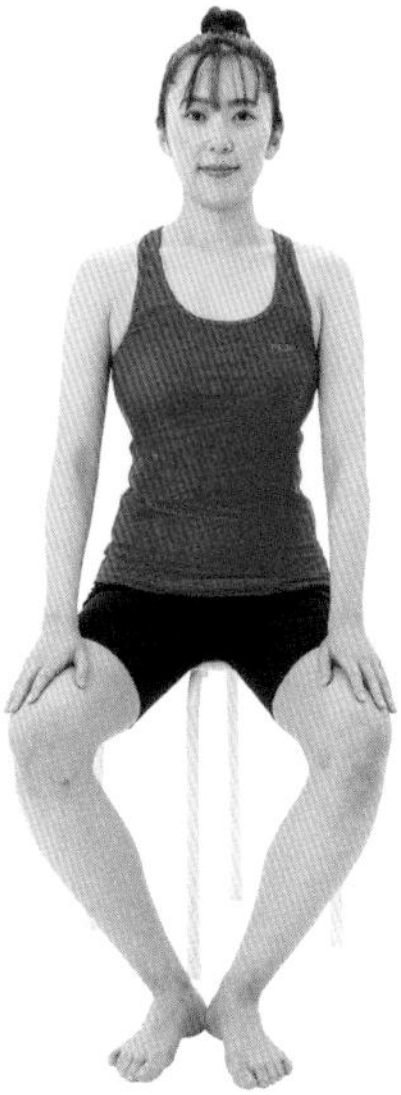

起床時の パカパカほぐし

1

起床時、起き上がる前に「あおむけ足パタパタ」を行う。

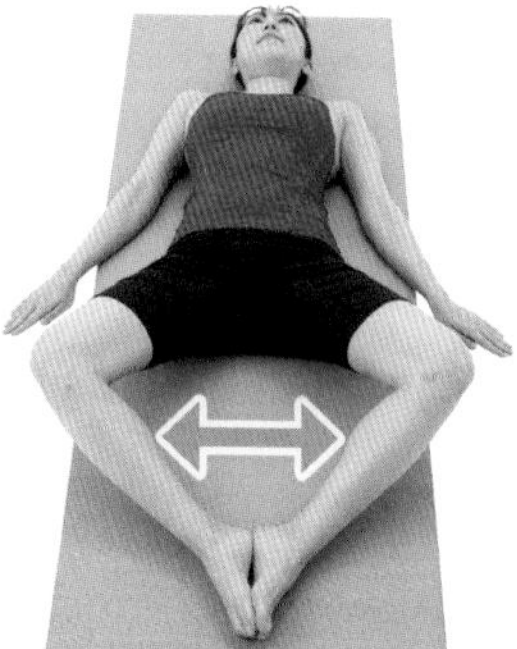

やり方は ➡ 81ページ 参照

着席時

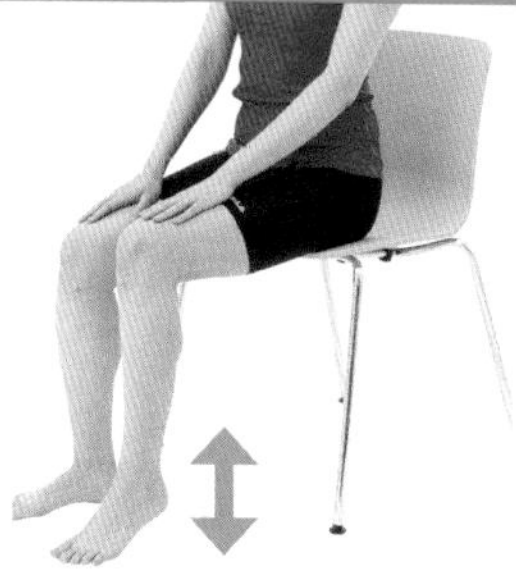

長時間座っているときは、ジグリングを行うといい

やり方は ➡ 47ページ 参照

イスに座る、階段の上り下り、立ち方座り方、車の乗降など日常動作で股関節を痛めない「股関節いたわり動作」

股関節《こ》は自由度の高い関節ですが、無理に行うと痛めやすい動作があります。そうした動作は日常動作の中にたくさん隠れています。

股関節に負担のかかる動作で、日常生活で起こりやすいのは股関節を深く曲げる動作（屈曲）です。例えば、イスから立ち上がるときは、前かがみにならないようにひじかけを利用し、座面に浅く腰かけてから立ち上がります。車に乗るときも股関節をなるべく曲げたりひねったりせずに座席に座ります。ソファーや車の座席が沈み込む場合はクッションなどを置きましょう。また、階段では手すりをつかんで1段ずつ、股関節痛のない側の足から上り、ある側の足から下ります。

入浴では、しゃがむ、かがむ、またぐなど股関節を酷使する場面が多いのですが、イスや踏み台などを利用したり、手すりを設置したりするなどの工夫で股関節への負担をかなり減らせるでしょう。

股関節に負担をかけない動作や工夫

イスに座る・立ち上がる

ひじかけをつかみ、浅く座ってからお尻を座面の奥に動かす。立ち上がるときは逆の順序で行う。

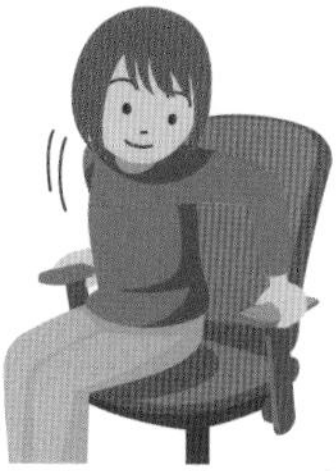

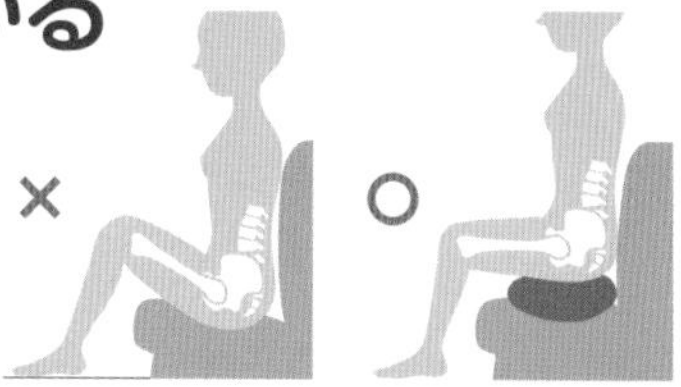

腰が沈み込むソファーや車の座席ではクッションを置いて股関節が深く曲がらないようにする。

車の乗り降り

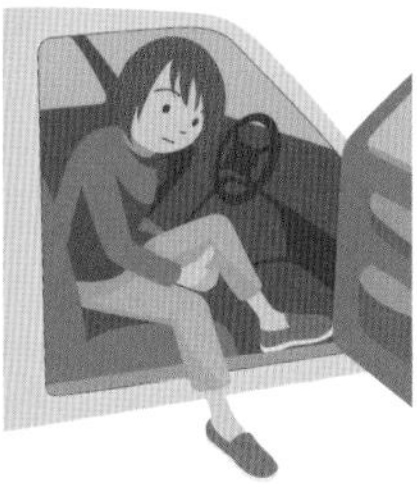

車に乗るときは、車の外に足を出した状態で座席の端にお尻を乗せて、太ももを両手で抱えながら片足ずつ車内に足を入れて腰を回す。降りるときは逆の順序で行う。

階段の上り下り

（右足が股関節痛の場合）

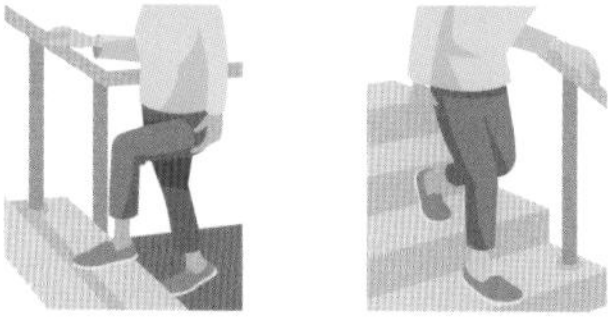

階段では手すりをつかんで1段ずつが基本。上るときは痛みがない側の足から出す（左図）。下りるときは痛みのある側の足から出す（右図）。

入浴するとき

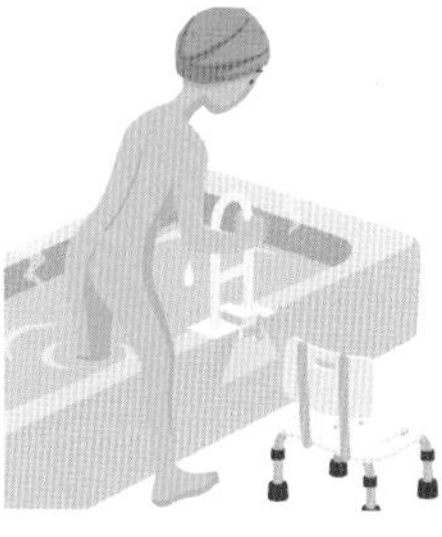

浴槽の縁に腰かける方法

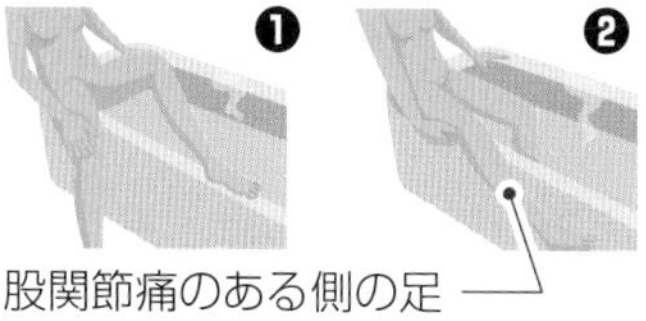

浴槽に入るときは、浴室の壁や浴槽の縁に手すりをつけて、それにつかまって体重を支えながら入るか、浴槽の縁に腰かけてから入るといい。浴室用のイスや踏み台なども利用するといい。

寝る前に行えば睡眠中の股関節の痛みが軽減しぐっすり眠れる筋膜ライン伸ばし体操「快眠ストレッチ」

股《こ》関節がズキズキして眠れなかったり、寝返りを打った拍子に痛みで目が覚めたりする人は、ぐっすり眠れず睡眠不足になりがちです。こうした痛みは、昼間の活動で股関節周囲の筋肉が緊張していたり、血流が悪化していたり、股関節の滑液《かつえき》の循環が滞っていたりすると起こりやすくなります。寝る前にこうした緊張や滞りを解消しておくと、睡眠中の痛みを軽減することができます。

私がおすすめする改善法は、**４大筋膜ライン（42㌻を参照）の固縮をほぐし、血液や滑液の循環を促す「快眠ストレッチ」**です（やり方は左㌻を参照）。

快眠ストレッチは、４大筋膜ラインに合わせて作られた体操で、**A腰反らし、B足首つかみ前屈、Cひざ立てひねり、D座り体側伸ばし**の四つのストレッチで構成されています。就寝前に行って体温を上げておけば、寝るころにちょうど体温が下がって深い眠りに就きやすくなります。

快眠ストレッチ

寝る前に、A～Dをそれぞれ1分ずつ行う。

A 腰反らし

フロントライン（体の前面の筋膜ライン）の固縮をほすぐストレッチ。

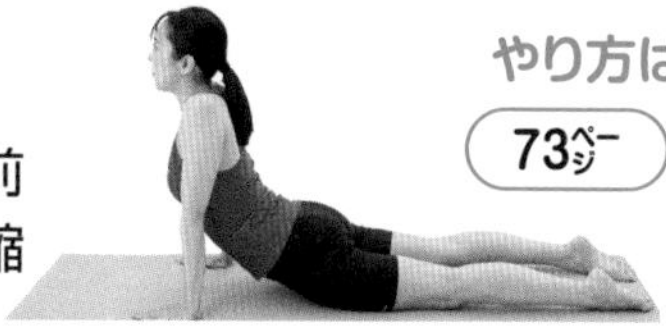

やり方は↓ 73ページ参照

注意　伸展で痛む人は無理をしない

B 足首つかみ前屈

バックライン（体の背面の筋膜ライン）の固縮をほぐすストレッチ。

❶ ひざを立てて座り、足首をつかむ。

❷ 足首をつかんだまま、ひざを伸ばして10秒キープ。10秒休んで❶に戻る。

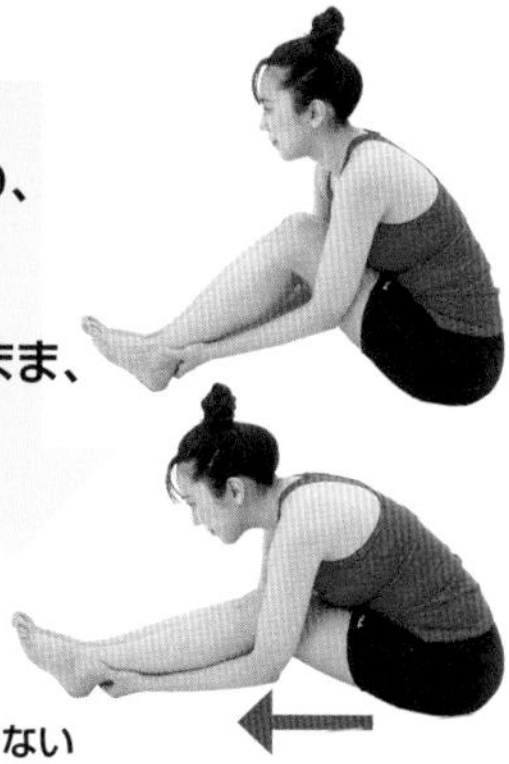

❶～❷を3回くり返して 約1分

注意　屈曲で痛む人は無理をしない

C ひざ立て上体ひねり

スパイラルライン（体に巻きつくように覆う筋膜ライン）の固縮をほすぐストレッチ。

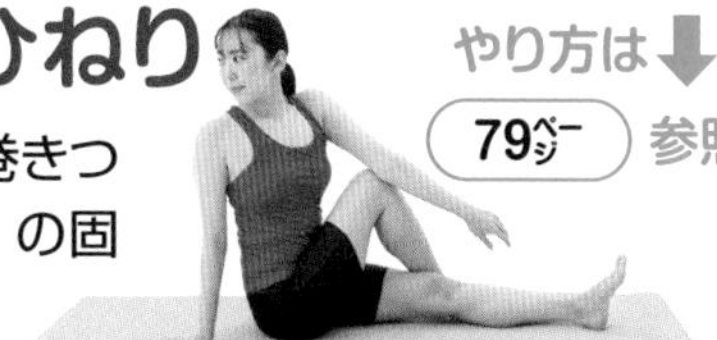

やり方は↓ 79ページ参照

D 座り体側伸ばし

ラテラルライン（体の側面の筋膜ライン）の固縮をほぐすストレッチ。

❶ 床に座り、足を伸ばしてできるだけ開く。左手を上に伸ばして、上体を正面に向けたまま右足側に倒す。体側が伸びているのを意識しながら10秒キープ。

❷ 反対側も同様に行う。

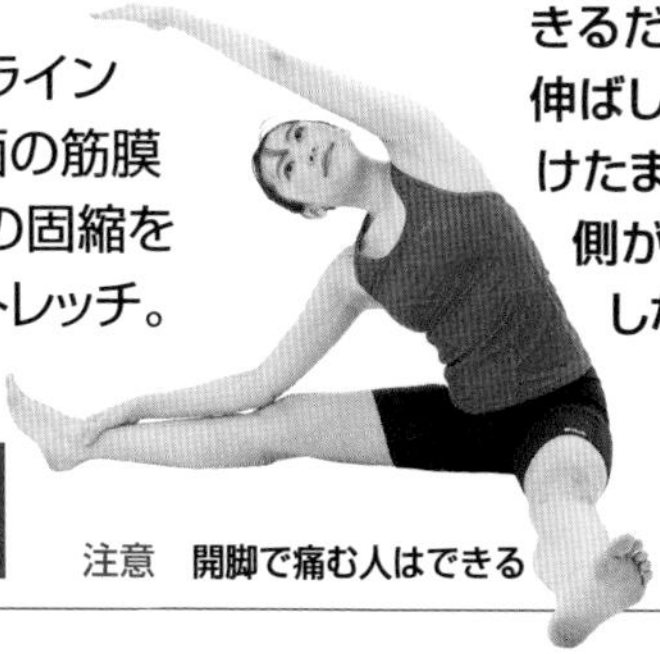

❶～❷を3回くり返して 約1分

注意　開脚で痛む人はできる範囲で行う

お湯の温熱効果や重力軽減効果で固縮した筋肉や筋膜ラインをほぐして痛みを取る「お風呂エクサ」

お湯につかることは、変形性股《こ》関節症の物理療法として有効で、温泉療法で疼《とう》痛《つう》やＱＯＬ（生活の質）が改善することも報告されています。

入浴による効果の一つは、**血管が広がって血流がよくなる**ことです。酸素や栄養が体のすみずみまで届いて新陳代謝が促され、発痛物質や老廃物が流されて痛みが緩和されます。また、**重力による関節への負荷も軽くなる**ほか、温まることで**筋肉や筋膜ラインの固縮もほぐれて関節が動かしやすくなります**。

このような環境で筋トレを行うと、関節に負担をかけずに高い効果を得ることができます。ここでは、入浴中に行うべきエクササイズ**「お風呂エクサ」**として、股関節を動かすと痛む人でもできる**アイソメトリック・トレーニング**（左ページ参照）の**「ポカポカひざ押し」**と、股関節への負担の少ない筋力強化法の**「ポカポカお尻上げ」**を紹介しましょう。

お風呂エクサ

A ポカポカひざ押し

（アイソメトリック・トレーニング）

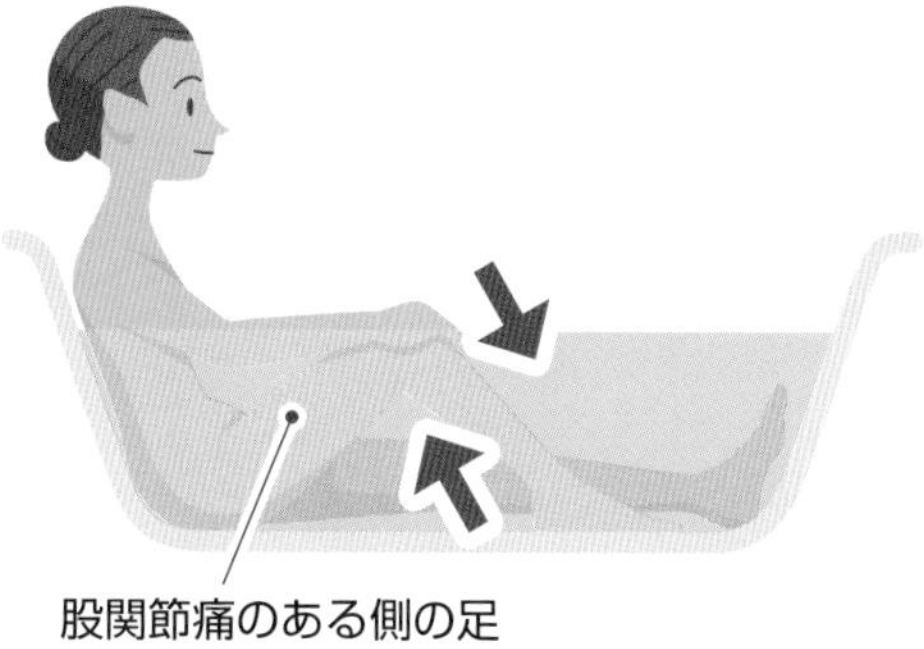

❶ 浴槽につかって右ひざを立てて、その上に右手を乗せる。

❷ 右ひざを頭側に持ち上げようとしながら、それに抵抗するように右手で押し返す。

❶～❷を 約1分 くり返す

アイソメトリック・トレーニング（等尺性運動）	アイソメトリックとは「等尺性筋収縮」のこと。筋肉の長さを変えずに力を加える運動を指す。動作を伴わず、関節や筋肉に無理な力が加わることがほとんどないので、関節を動かすと痛む人や、患部に大きな負荷をかけられないケガ後のリハビリなどに効果的。

B ポカポカお尻上げ

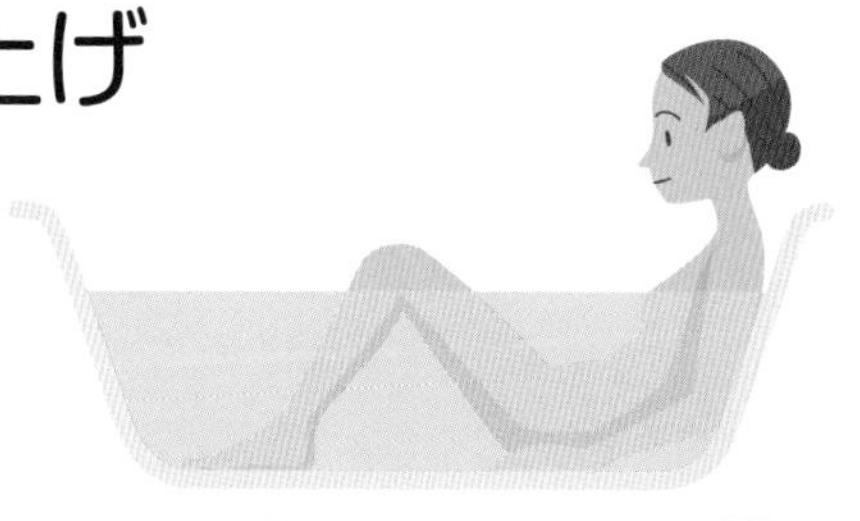

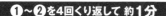

❶ お湯を張った浴槽に胸までつかる。ひざを曲げて、両手を浴槽の底につける。

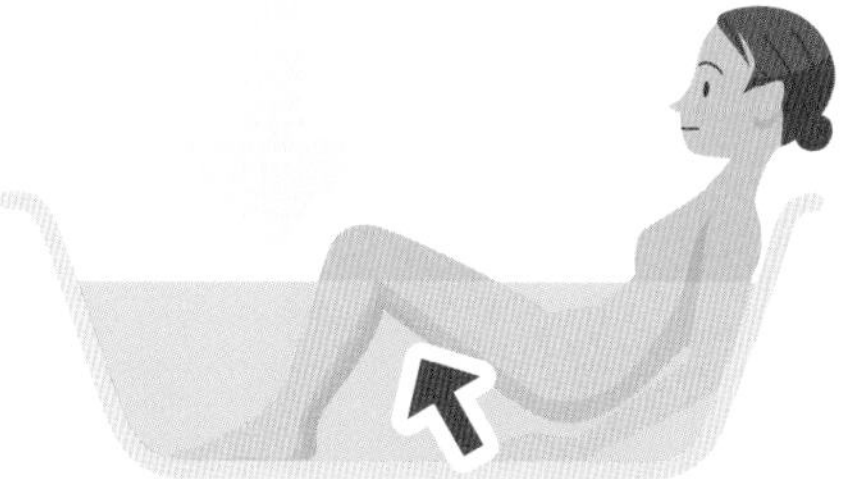

❷ 両手で支えながら、お尻を持ち上げて10秒キープ。お尻を下ろして❶の姿勢に戻り、5秒休む。

❶～❷を4回くり返して 約1分

股関節が痛まない靴下のはき方や足の爪切り、しゃがまずにものが拾える便利グッズなど「痛みがらくになる生活の知恵」

変形性股《こ》関節症では、しゃがんだり足をひねったりする動きで痛みが生じやすいので、そうした動作をさけるための工夫をすると日常生活がらくになります。いつも身近に置いておくと便利なのが、**柄の長いマジックハンド**です。長さは少し短いですが、挟む部分が広い**火ばさみ**も便利です。握力がない人でも扱いやすく、先端を布テープなどで巻いておけば靴下の着脱などにも活用できます。

爪切りは、痛む側の股関節をなるべく深く曲げたりひねったりしないような姿勢を取ります（左㌻を参照）。**関節が硬い人は、爪を切る前に、動かしづらい方向別の体操（第5章を参照）をしておくと、姿勢を取るのがらくになるでしょう。**爪切りは柄の長い大きめのものや、刃先が回転するタイプも市販されています。

靴下はきは、イスに座った状態で靴下をはける**ソックスエイド**を活用するといいでしょう。市販されていますが、手作りすることもできます（左㌻を参照）。

痛みがらくになる生活の知恵

マジックハンド

床に落ちた物や遠く離れた物を取りたいときに便利なマジックハンド。しゃがんだり立ち上がったりせずに物がつかめる。

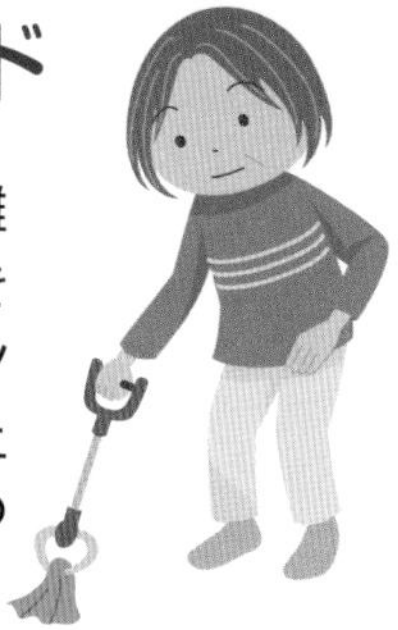

マジックハンドの代わりに火ばさみ（トング）も便利。安全のため先端部分に布テープを巻いておくといい。

爪切り

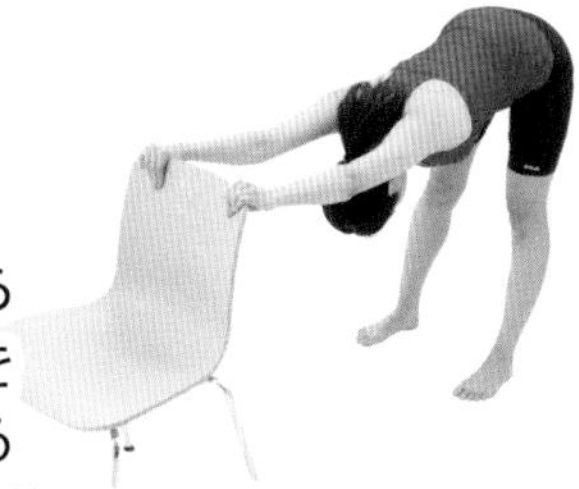

股関節が硬い人は、第5章の動かしづらい方向別の体操を行ってから爪を切るといい。回転式の爪切りだと切りやすい。

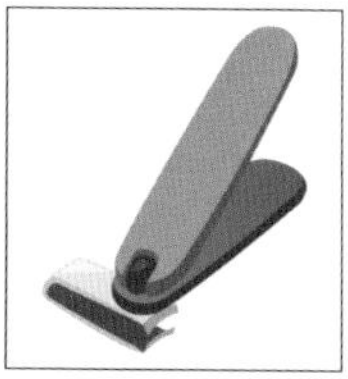

刃先の向きを変えられる回転式の爪切りが市販されている。

靴下はき（ソックスエイド）の作り方

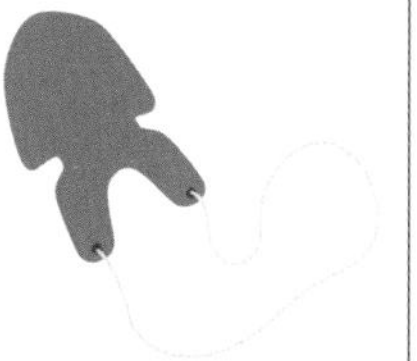

ソックスエイドは市販されているが自作もできる。必要な物は下敷きやファイルなどプラスチック製の板（厚さ0.8ミリ程度）、ひも（1メートル程度）、穴あけパンチ。

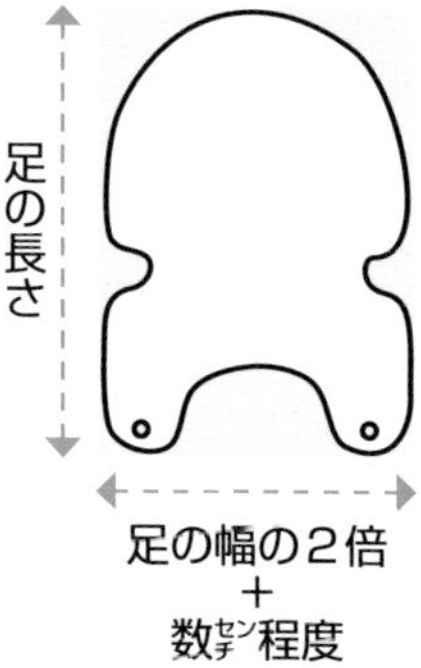

左図のように切り取って2ヵ所対称に穴あけパンチで穴をあけてひもを通せば完成。

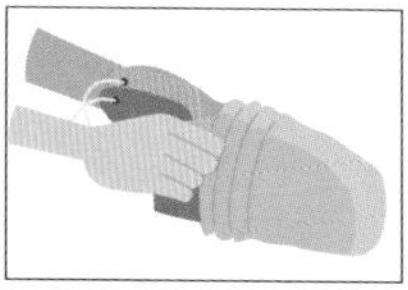

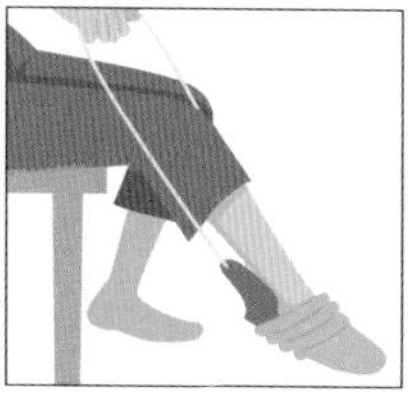

ソックスエイドを筒状に丸めて靴下の爪先部分まで装着し、入口を広げる。爪先を先端部まで入れて、ひもを引っぱってソックスエイドを抜く。

1点杖と多点杖はどちらがいい？ 最適な長さは？ 階段の下り方は？ など
「杖の正しい選び方・持ち方・使い方」

杖《つえ》にはさまざまなタイプがありますが、基本は握り部分がT字型をした**T字杖**です。握力が弱い人や、歩くときに体が大きくゆれて不安定な人は、腕を通すカフのついた**ロフストランドクラッチ**というタイプが使いやすいでしょう。

杖の先端部分にも違いがあり、**1点で支えるタイプ**と**多点（主に4点）で支えるタイプ**があります。4点タイプは平地ではとても安定感がありますが、坂道など傾斜のある場所や、デコボコとした不整地には不向きです。**杖の長さは、まっすぐに杖をついたときに、ひじが軽く曲がるくらい**がちょうどいいでしょう。使いやすい長さには個人差があるので、医師や理学療法士に見てもらうと安心です。

杖を使って歩くときは、痛みのない（健康な足の）側で杖を持ちます。**痛む側の足を出すときに杖もいっしょに前に出し、次に、痛みのない側の足を前に出して歩く**ようにしましょう。

杖の種類・用途と使い方

杖の種類

T字杖は握り部分がT字になっている。1点で支える1点杖と4点で支える4点杖などがある。また、握力や腕の力のない人でも使いやすいように腕を通すカフのついたロフストランドクラッチというタイプもある。

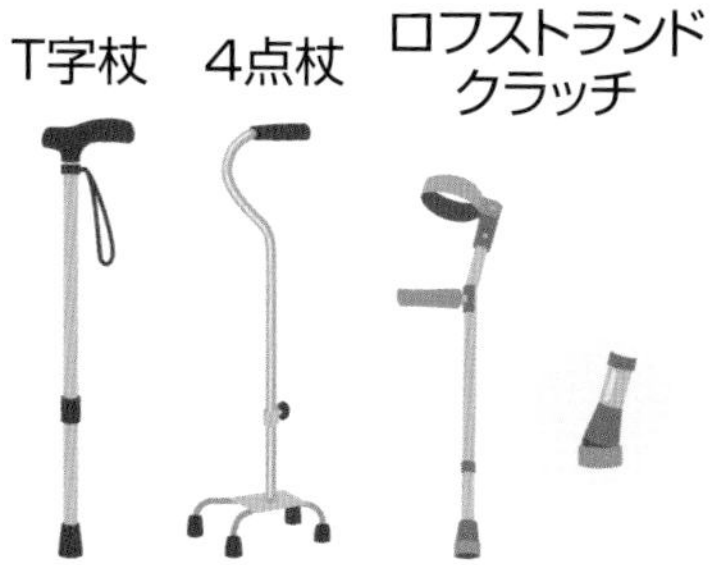
T字杖
4点杖
ロフストランドクラッチ

杖の長さ

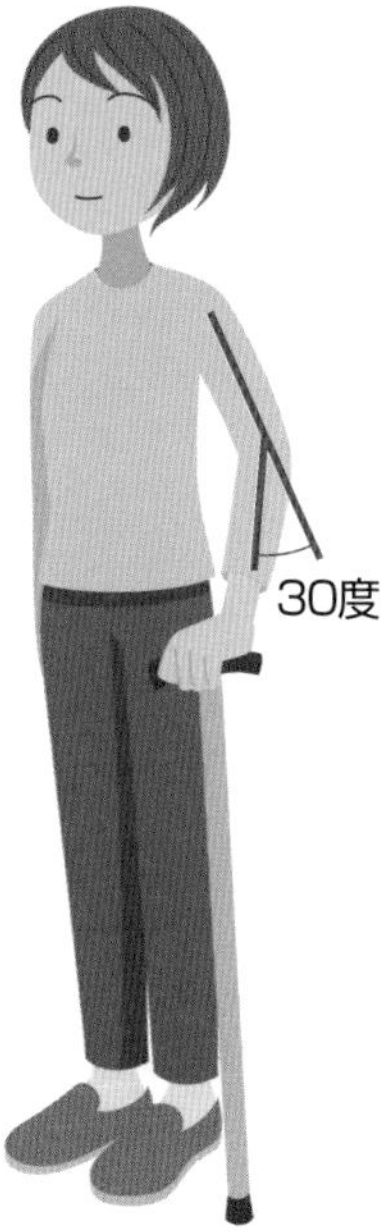
30度

地面についたときに、ひじから先が垂直より30度程度前に出るくらいの長さがいい

歩くときの杖のつき方

杖と痛むほうの足を先に前に出す。次に、杖と痛むほうの足で体重を支えながら、健康なほうの足を前に出す。

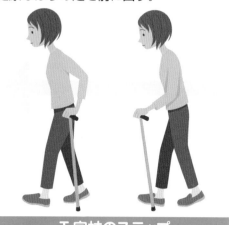

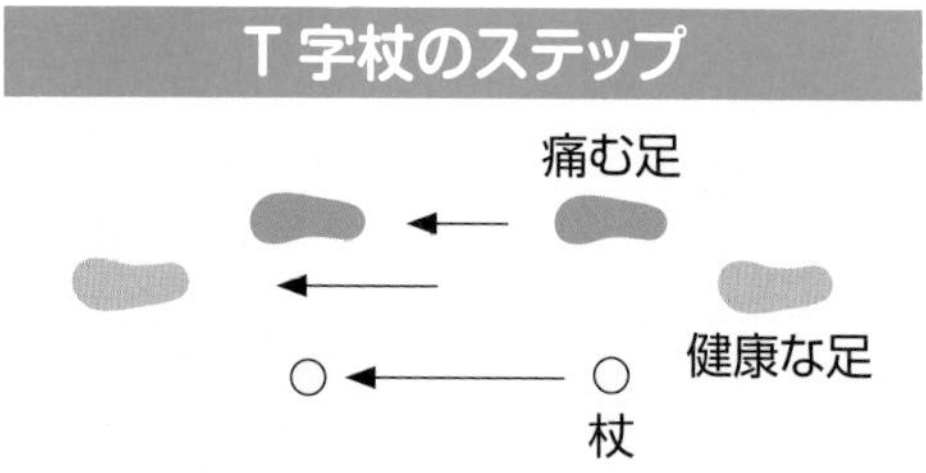
T字杖のステップ
痛む足
健康な足
杖

ソールはクッション性が高いタイプ、中敷きで左右差を調整など「スタスタ歩ける靴選びのコツ」

靴選びで大切なのは、地面からの衝撃をできるだけ抑えることです。股《こ》関節には上半身の重さが重点的にかかり、急なつまずき動作が起こると体重の10倍近い荷重がかかります。そのため、歩行時の衝撃を吸収できる**クッション性の高いソール**の靴を選ぶようにしましょう。また、**甲まわりに余裕があるもの**がよく、かがむのが大変な人はひも靴よりも**マジックテープで留めるタイプ**などのはきやすいものがおすすめです。ヒールの高い靴や足先の狭い靴はさけましょう。

また、脚長差《きやくちようさ》のある人は、**中敷き（インソール）**などで高さを調整するといいでしょう。**中敷きによる高さ補正は15ミリ程度**なので、脚長差がそれ以上あるようならソール部分を厚くする必要があります。その場合は、自分用の**補高靴（整形靴）**を作ります。医療用の靴をオーダーメイドで製作してくれる専門店があり、健康保険も適用されるので、主治医に相談してみてください。

布団よりベッド、地べたよりイス、和式トイレより洋式など、股関節に負荷をかけない「曲げすぎ防止生活スタイル」

1日の大半を過ごす住まいでは、股《こ》関節に負担のかかる動作が多いですが、家具などを見直すことで股関節にやさしい生活環境に変えることができます。

股関節にやさしい住まいに変えるポイントは、「曲げすぎ防止生活スタイル」です。日本の和式スタイルの住まいに暮らしていると、床に座ったり和式トイレでしゃがんだりするなど、股関節に負担のかかる場面が多いのですが、これらを洋式スタイルに変えることで生活動作がぐんとらくになります。

股関節に負担のかかる生活動作の代表は、布団の上げ下ろしでしょう。この動作は股関節に負担のかかる動きが凝縮されているといっても過言ではありません。費用はかかりますが、**ベッド**に替えることをおすすめします。

和式トイレもしゃがみ込むので、洋式に替えましょう。**和式便座の上に据え置くだけで洋式に変更できるタイプ**もあり、これなら工事をしなくてもすみます。

曲げすぎ防止の工夫

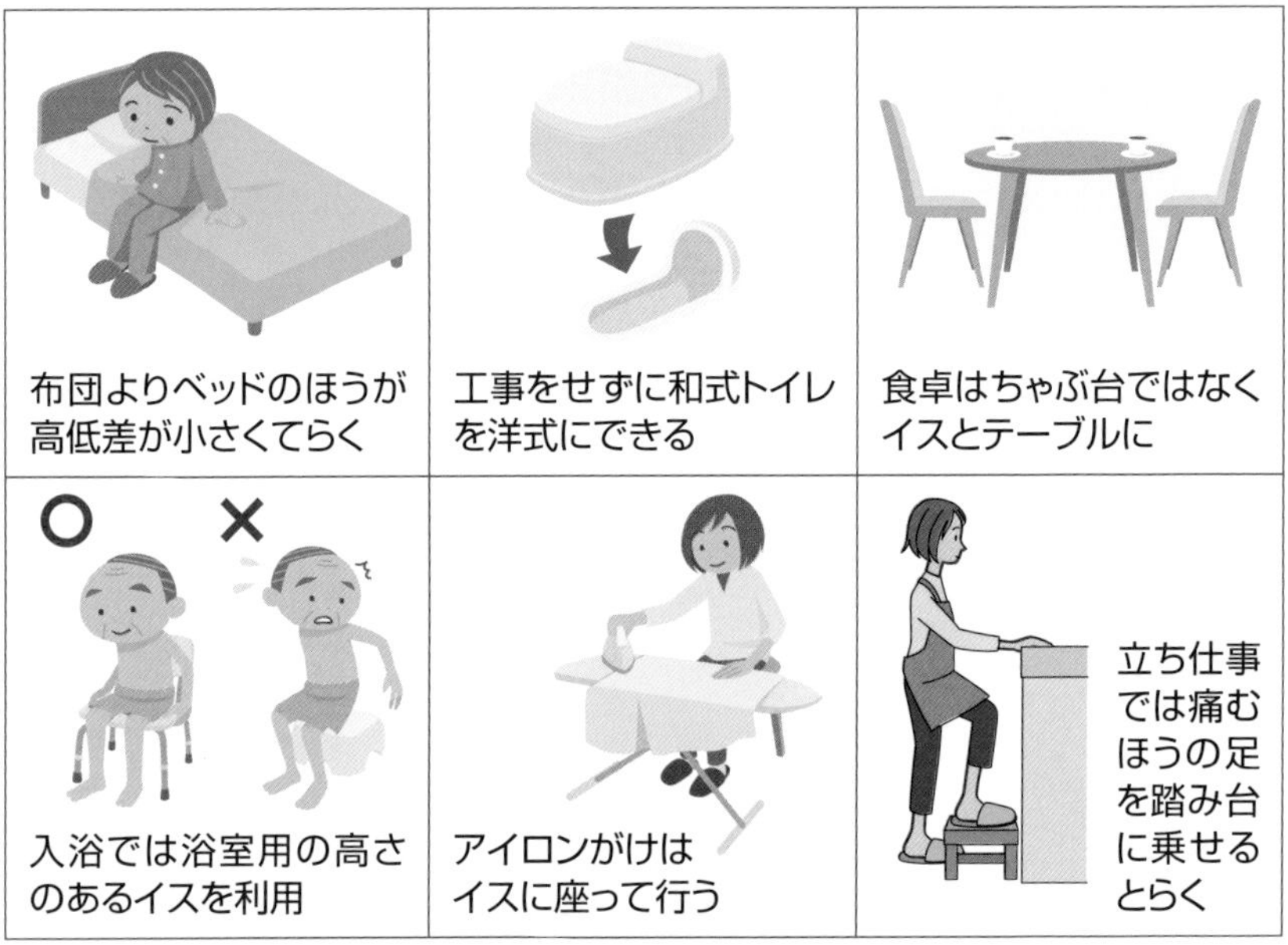
布団よりベッドのほうが高低差が小さくてらく
工事をせずに和式トイレを洋式にできる
食卓はちゃぶ台ではなくイスとテーブルに
○
×
入浴では浴室用の高さのあるイスを利用
アイロンがけはイスに座って行う
立ち仕事では痛むほうの足を踏み台に乗せるとらく

ちゃぶ台や低いテーブルでの食事も股関節に負担がかかります。食事は高さのあるテーブルとイスの**ダイニング**でとるようにしましょう。

入浴も、しゃがんだりかがんだりするなど股関節を深く曲げる動作が多いので、イスを使います。ふつうの浴室用の低いものではなく、**高さがあり、安定感のあるイス**を選びましょう。

また、床で行いがちなアイロンがけは、**スタンド式のアイロン台**かテーブルの上で行うようにします。調理など長時間立ち仕事をするキッチンなどには、**踏み台**を常備しておきましょう。痛む側の足を踏み台に乗せて作業をすると痛みが軽減します。

第8章

股関節の最新手術&

術後の再発痛やこわばりを改善!

人工関節の脱臼も予防する

「股関節リハビリ体操」と「術式別・脱臼予防体操」

保存療法で症状が改善せず、安静時も痛む、動作時に耐え難く痛むなど、日常生活に支障があるなら手術を検討

変形性股《こ》関節症に対する治療法では、まず進行を防ぎ、痛みを軽減するための保存療法が行われます。これまで紹介してきた運動療法や日常生活の動作の見直し、鎮痛薬の服用や関節内注射などです。

症状が軽い場合にはこうした保存療法が功を奏することが多いのですが、痛みが強い場合には**期待したほどの症状改善が見られない**ことがあります。あるいは、病状が進行して**痛みで就寝中に目が覚めたり、長く歩けなかったりして日常生活に支障が出ている場合**も見受けられます。病状がさらに進行して、股関節だけでなく**ひざや腰にまで痛みが生じてしまう**こともあります。

こうしたケースでは、保存療法だけでは限界があることから、手術が検討されます。

また、リウマチ性股関節症や大腿骨頭壊死《だいたいこっとうえし》症など、変形性股関節症と同じよう

代表的な股関節痛を起こす病名と手術法

病　名	対象となる人	手術法
変形性股関節症	すべての病期の人（適応にならない場合もある）	関節鏡視下手術
	50歳代までの若年・中年の人	骨切り術
	若年を除く進行期・末期	人工股関節全置換術
リウマチ性股関節症	保存療法が適さない場合	人工股関節全置換術
大腿骨頭壊死症	ステージ3（年齢とタイプにもよる）	骨切り術など関節温存術、人工骨頭置換術
	ステージ4	人工股関節全置換術
股関節唇損傷	保存療法が適さない場合（断裂部位にもよる）	関節鏡視下手術
大腿骨寛骨臼インピンジメント	保存療法が適さない場合	関節鏡視下手術
急速破壊型股関節症	すべての人	人工股関節全置換術
大腿骨頚部骨折	骨折部のズレが小さい	骨接合術
	骨折部のズレが大きい	人工骨頭置換術

＊あくまでも上記は目安です。どのような手術を選択するかは医師と相談してください。

に股関節痛をもたらす病気（30ページを参照）の場合も、同様の状況が見られたら手術がすすめられます。

変形性股関節症をはじめとした股関節の痛みに対する手術には複数の方法がありますが、代表的なものは**「関節鏡視下手術」「骨切り術」「人工股関節全置換術」**です（121〜125ページを参照）。

例えば、リウマチ性股関節症は股関節の潤滑油に当たる滑液《かつえき》を作っている滑膜《かつまく》が炎症を起こし、軟骨がしだいに溶けてしまう病気ですが、その治療は抗リウマチ薬やステロイド薬などの**薬物療法**が中心となります。しかし、軟骨の溶けが進み、関節がひどく破壊されて痛みが強い場合には**人工股関節全置換術**が検討されます。

大腿骨を覆う軟骨の下にある骨の組織が壊死して壊れる**大腿骨頭壊死症**では、ある程度の段階までは鎮痛薬や生活動作の改善で対処しますが、悪化した場合は手術が検討されます。そのさい、壊死の範囲がそれほど広くなく痛みが少ない場合には、通常、**骨切り術**や**人工骨頭置換術（大腿骨頭を切除し人工骨頭に置換する手術）**、壊死の範囲が進んだ場合には**人工股関節全置換術**が選択されます。

寛骨臼《かんこつきゅう》の縁についている関節唇《しん》が傷んで切れる関節唇損傷や、股関節の形状に異常があり寛骨臼と大腿骨がぶつかり合う**大腿骨寛骨臼インピンジメント（FAI）**では、関節鏡を用いて**損傷した部位を縫合したり切除したりする手術**が行われます。

また、短期間に関節軟骨が消失し、関節の破壊が進む**急速破壊型股関節症**では、保存療法ではあまり効果が期待できないことから、**人工股関節全置換術**が選択されます。

これらの手術法以外に**骨接合術**があります。**大腿骨頚部《けいぶ》骨折**において骨折部のズレが小さい場合に用いられる手術法で、骨折した骨を金属などの器具で固定して折れた部分を結合します。骨折部のズレが大きい場合は、骨折した頚部から骨頭までを切除してそこに人工物を置き換える**人工骨頭置換術**が行われます。

変形性股関節症の手術は3種に大別でき、初期なら骨切り術、重症なら人工股関節全置換術を選択

変形性股《こ》関節症は、運動療法や生活習慣の改善により、痛みを和らげたり、病気の進行を遅らせたりすることはできますが、根治には至りません。根治がめざせるのは現在、手術のみです。**手術を受けて回復すれば股関節の痛みがなくなり、変形性股関節症と診断される前の生活を取り戻すことも可能です。**

変形性股関節症の手術は「骨切り術」「関節鏡視下手術」「人工股関節全置換術」の三つに大別されます。

●骨切り術

人工股関節を用いず、変形した股関節の形を変える手術です。いろいろな方法があり、病期などによってその人に適したものが選択されます。

変形性股関節症の前段階（寛骨臼《かんこつきゅう》形成不全）と初期の人には、一般的に**「寛骨臼回転骨切り術あるいは移動術」**が行われます。寛骨臼の内側を切り取って外側

キアリ骨盤骨切り術

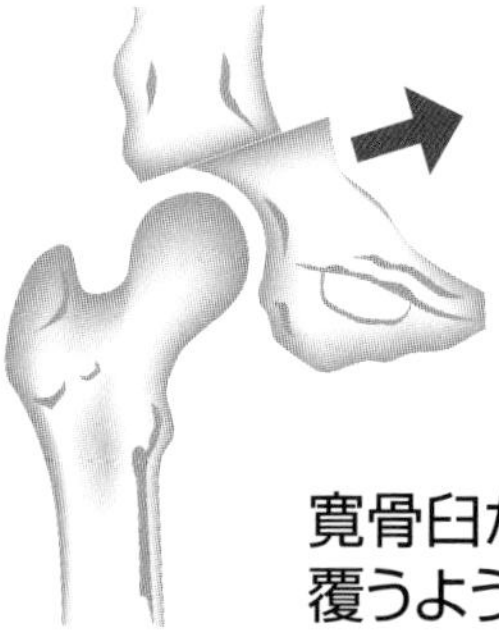

股関節のすぐ上の骨盤を横に切り、左右にずらして、寛骨臼が大腿骨頭を十分覆うようにする。

にずらし、寛骨臼の関節面の幅を広げます。これにより寛骨臼が大腿骨頭《だいたいこっとう》を十分に覆うようになるため、荷重がかかる面積が広がり、関節軟骨がすり減りにくくなります。比較的進行期の変形性股関節症によく行われるのが**「キアリ骨盤骨切り術」**です。股関節のすぐ上の骨盤を横に切り、左右にずらして寛骨臼が大腿骨頭を覆う面積を増やす方法です。進行期から末期に対する手術法に**「大腿骨の外反骨切り術」**があります。大腿骨頭を外側に傾けて関節のすきまを大きく開き、関節軟骨の再生を促す手術です。

骨切り術は自分の股関節を温存でき、術後はどのような動作も制限なくできます。半面、骨を切ることから切った骨どうしがつながるのに時間がかかり、5～6週間の入院が必要になります。そのため、骨の強度が十分な50代までの人に向いていています。

●関節鏡視下手術

関節鏡とは胃カメラのように管の先にカメラがついていて、それを関節内に挿入して関節内部を観察したり、治療したりする医療機器です。その治療法を**「関**

関節鏡視下手術

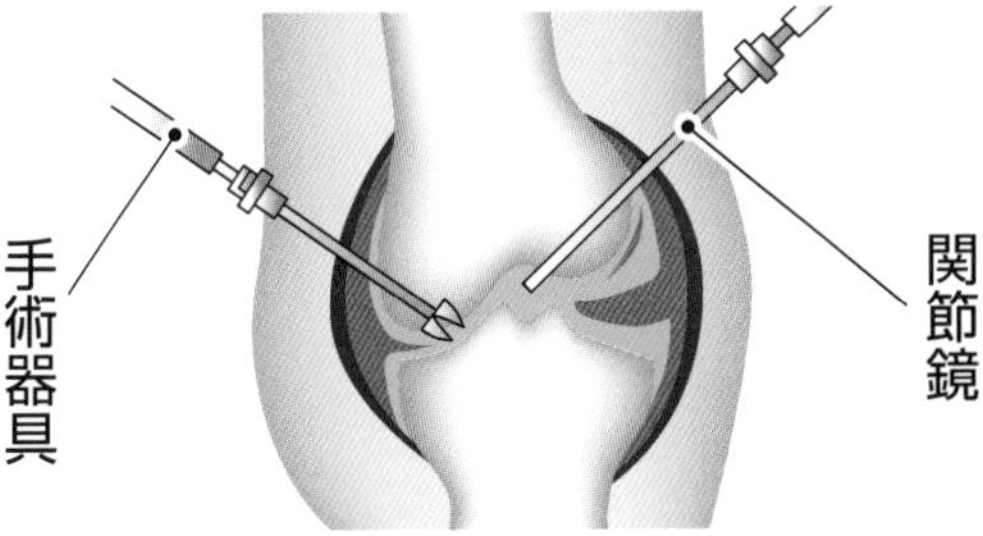

直径1センチ程度の小さな穴から関節鏡と手術器具を挿入し、組織の切除などを行う。

節鏡視下手術（関節鏡手術）」といいます。

関節鏡視下手術の方法は大きく二つに大別されます。変形性股関節症が**初期**で、関節唇《しん》（寛骨臼の縁についている軟骨組織）が損傷している場合には、**「関節唇部分切除術あるいは縫合術」**により、損傷部分を取り除いたり、修復したりします。**進行期〜末期**に対しては、関節軟骨のかけらなどを取り出して関節内を掃除する**「関節内デブリドマン」**が行われます。股関節の**動きが低下している場合**には、**「関節授動術」**という筋肉の一部を切り離す、あるいは「関節形成術」という関節の骨の一部を切除し形成するなどの手術で股関節の可動域を改善します。

関節鏡視下手術は、股関節の周辺に2〜4ヵ所、直径1センチほどの小さな穴をあけ、そこから関節鏡を挿入していくので、**体への負担が少なくてすむ**のがメリットです。ただし、関節鏡視下手術の効果は限定的で、進行を止めることは難しいです。進行し、痛みが取れない場合には、人工股関節全置換術が必要になることがあります。

●人工股関節全置換術

骨の変形や軟骨のすり減りが進んでいる場合に行われるのが**「人工股関節全置換術」**です。人工股関節は、寛骨臼の代わりをする「カップ」、カップと骨頭の間に入って関節軟骨の役割を担う「ライナー」、大腿骨頭の代わりとなる「人工骨頭」、人工骨頭を固定する「ステム」などから構成されています。材質にはチタン合金やコバルトクロム合金などの金属、セラミック、ポリエチレンなどさまざまなものがあります。

人工股関節全置換術では、痛みの原因となっている部分を人工物に置き換えるため、**術後には股関節の痛みはなくなり、可動域も広がります。**人工股関節では**耐久性**が問題にされてきましたが、最近はいい素材が開発され、海外の調査では**20年以上前に人工股関節全置換術を受けた人の9割以上が再手術する必要がなく、現在も使用しつづけている**と報告されています。とはいえ、若いうちに受けると再手術の可能性が高くなるので、主な**治療対象は50〜60歳以上**の人です。

手術後は、2〜3日（早ければ翌日）で車イスを使ってベッドから離れ、1週間後（早ければ2〜3日）には歩行器や杖《つえ》を使って歩くことが可能です。**入院期間は2〜3週間**（早ければ1週間以内）**程度**です。

人工股関節全置換術

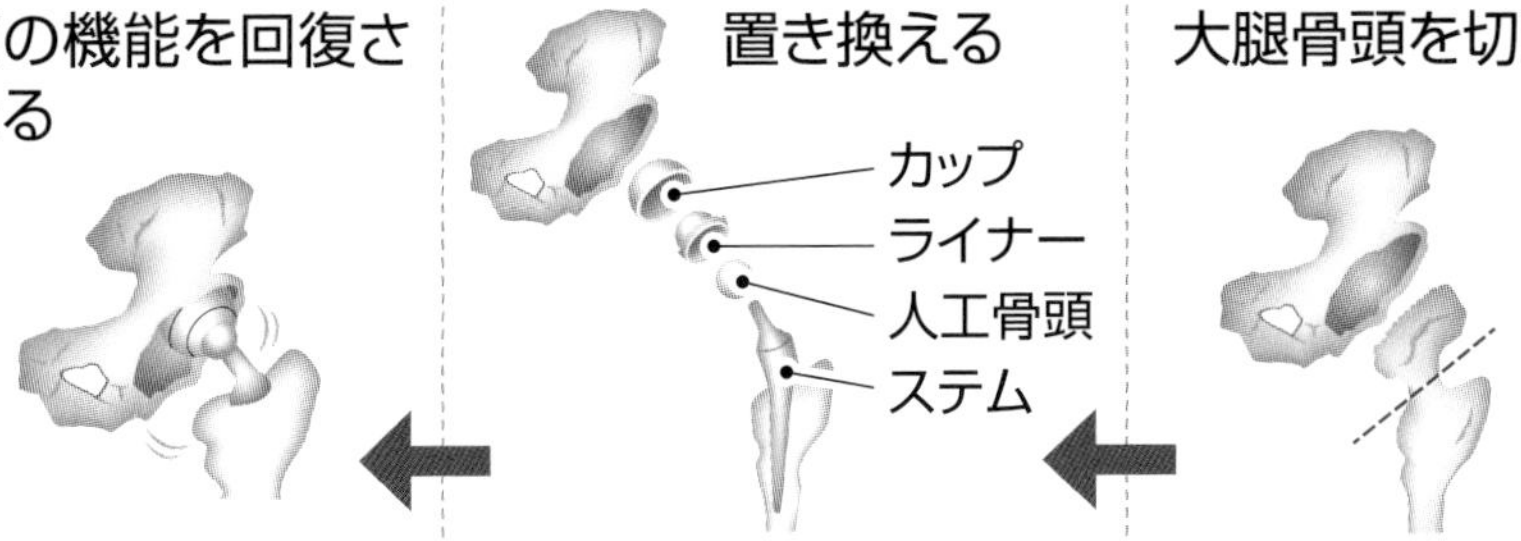
痛んだ寛骨臼と大腿骨頭を切除
人工の関節に置き換える
カップ
ライナー
人工骨頭
ステム
組み合わせて股関節の機能を回復させる

痛みの原因となっている部分を丸ごと人工関節と置き換えるため、痛みはなくなり、可動域も広がる。

人工股関節全置換術の場合、人工関節という異物を体内に入れるため、人工関節周辺に**感染症**が起こる可能性があります。この場合は、抗菌薬で予防・治療します。ごくまれではありますが、**金属アレルギー**が起こることがあります。ネックレスや指輪などでかぶれる人は手術前に主治医に必ず伝えてください。

もう一つ、人工股関節全置換術で注意しなければならない合併症が、人工関節のカップから骨頭がはずれる**脱臼**です。脱臼が生じると強い痛みが現れ、多くの場合、歩けなくなります。脱臼をくり返す場合には、**人工関節の入れ換え（人工股関節再置換術）**が行われます。再置換術では、一部分のみを取り換えることもありますが、場合によってはすでに骨にくっついている人工関節を取り外さなければならず、最初の置換術よりも難易度の高い治療となります。

精巧なナビゲーションシステムで傷口も小さく術後の回復も早いＭＩＳなど人工股関節全置換術の最前線

人工股《こ》関節全置換術は、かつては皮膚を大きく切開するのが一般的でした。しかし、それでは痛みが強く、回復にも時間を要することから、最近は皮膚の切開をなるべく最小に抑えて筋肉を切らない**「ＭＩＳ（最小侵襲手術）」**が多く行われています。

目視のみでＭＩＳを行おうとすると、切開幅が小さいため、医師の目に入る情報量が少なくなり、正確に人工股関節を設置できるかという問題が出てきます。特に股関節の変形が強い場合には、人工股関節をどのような位置や角度で埋め込めばいいかを判断するのがとても難しくなります。こうしたときの最新の助っ人が**ナビゲーションシステム**です。ナビゲーションというと車で使用されているカーナビを思い浮かべる人が多いでしょう。カーナビでは事前に目的地を設定すれば位置関係を割り出し、目的地までの最適の経路を教えてくれます。人工股関節全置換術のナビゲーションシステムもカーナビと原理は同じです。

手術前にＣＴ（コンピュータ断層撮影）検査を行い、患者さんの股関節の形をコンピュータに取り込みます。それをもとに、使用する人工関節の最適の型やサイズ、設置する位置をコンピュータが自動的に計算します。手術中は、ナビゲーションシステムの画面を見ながら、人工股関節を術前に計画したとおりの位置と角度に設置していきます。さらに、はずれた角度や深さで骨を削ろうとしたり、人工関節を設置する位置がずれたりすると自動的にロックがかかり動きを制御する**ロボット支援技術**が搭載されたナビゲーションシステムも登場しています。

ナビゲーションシステムを用いることで格段に正確で、精度の高い人工股関節全置換術が可能になりました。しかし、装置が高額であるため、まだ一部の医療機関にしか導入されていません。最近は、スマートフォン（以下、スマホ）で角度を測定できるアプリが開発されています。骨盤の上にＱＲ《キューアール》コードを置き、スマホを患者さんの体の上にかざすと**ＡＲ《エーアール》（拡張現実）の技術によって骨盤の傾きや取りつけるべき人工関節の角度がスマホの画面に表示される**というものです。この簡易ナビゲーションシステムならコストが大幅に抑えられることから、この2、3年で導入する医療機関が増えています。

骨切り術や関節鏡視下手術の術後は極度に曲げすぎない運動なら OKで3Dジグリングや筋トレで再発を防止

手術の種類を問わず、術後、安静にしすぎると股関節周辺の筋肉も含め、全身の筋力が衰えて少し歩いただけで疲れるといったことが生《こ》じてきます。入院中はもちろん、退院後も無理のない範囲で運動を続けることが大切です。

ただし、手術法によってはさけなければいけない動作や運動があります。特に人工股関節全置換術を受けた場合は、人工関節がはずれる**脱臼《だっきゅう》を起こすリスクの高い動作は要注意**です。一方で、それほど気をつける必要がないのが骨切り術や関節鏡視下手術です。手術をした側の股関節をギュッと曲げるような動きさえしなければ、基本的にどんな動作・運動をしても問題ありません。

手術の方法を問わず、術後におすすめしたい運動が3Dジグリング（第4章を参照）や筋トレです。こうした運動を続けることは股関節の代謝を高め再構築を促すため、再発予防にもつながります。

人工股関節全置換術の前方系アプローチでは術後に足を後ろに反らす動きには注意、後方系では90度以上曲げない体操がベスト

人工股《こ》関節全置換術では、皮膚や軟部組織を切開して股関節に到達しますが、その到達経路をアプローチといいます。複数のアプローチがありますが、大きく、前方系と後方系に分けられます。

前方系アプローチは太ももの前側の皮膚を切開して、太ももの筋肉と筋肉の間を分け入って股関節に到達します。前方系アプローチでは、**筋肉や腱《けん》を極力切らないので、術後の回復が早く、早期退院が見込まれます**。しかし、股関節が重度に変形している場合などは次に紹介する後方系アプローチのほうが向いていることもあります。

後方系アプローチは従前から行われてきたアプローチ法で、お尻《しり》の皮膚を切開して、股関節の後ろにある外旋《がいせん》筋群

前方系と後方系のアプローチ

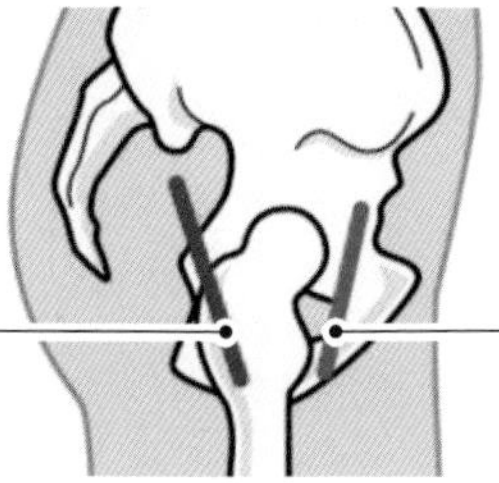

股関節に到達する経路は前方系と後方系に大別される。

術式と脱臼方向の基本的な関係

アプローチ法	脱臼	脱臼を起こしやすい動き
前方系	前側に脱臼	足を後ろに反らす（伸展）、 足を内側に閉じる（内転）、 太ももを外側にねじる（外旋）
後方系	後ろ側に脱臼	足を深く曲げる（屈曲）、 足を内側に閉じる（内転）、 太ももを内側にねじる（内旋）

アプローチ法それぞれに脱臼を起こしやすい動作があるので注意する。

などを切開して股関節に到達します。

人工股関節全置換術を受けたあと、最も注意しなければならないのが**脱臼《だっきゅう》**です。寛骨臼《かんこつきゅう》の骨が前方に出っぱっているケースでは、前方系アプローチではその骨を取り除くことができますが、後方系だと骨の除去が困難なため、骨どうしがぶつかることによる脱臼が起こりやすくなります。

どちらのアプローチでも、脱臼のリスクを高める動作や運動があるのでさけなければなりません（135～140ページを参照）。**前方系アプローチの場合は、後ろ側に足を伸ばして（伸展）、外側に向けたとき（外旋《がいせん》）に、人工股関節から骨頭が前側に脱臼しやすくなります**。例えば、高いところにある物を取ろうとするとき、足を伸展・外旋しがちなので注意しましょう。**後方系アプローチでは、股関節を90度以上曲げて（屈曲）、内側にねじる（内旋《ないせん》）と、骨頭が後ろに脱臼しやすくなる**のでさけてください。和式トイレを使うときのような、足が内側に入ってしゃがみ込む姿勢は厳禁です。

術後の股関節の痛みを抑え再発を防ぐ基本のリハビリ体操は「ハーフスクワット」「片足立ち」「横向き足上げ」

お尻《しり》や太ももなどの股《こ》関節周辺の筋肉とともに、姿勢を保つのに必要な上半身の筋肉も鍛えることで術後の股関節の痛みを抑え、再発を防ぐことができます。

基本のリハビリ体操❶

ハーフスクワット

お尻（大殿筋）と太ももの前側（大腿四頭筋）、太ももの裏（ハムストリングス）、ふくらはぎ（腓腹筋・ヒラメ筋）、背中（脊柱起立筋）を鍛えることができます。

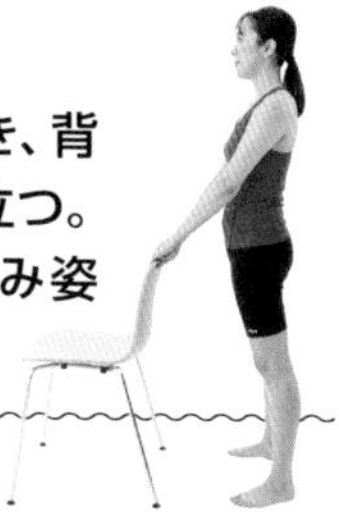

❶ 両足を肩幅に開き、背すじを伸ばして立つ。イスの背をつかみ姿勢を安定させる。

❷ 息を吐きながら、5秒かけて腰を落としていく。次に息を吸いながら、5秒かけてひざを伸ばして、❶の姿勢に戻る。

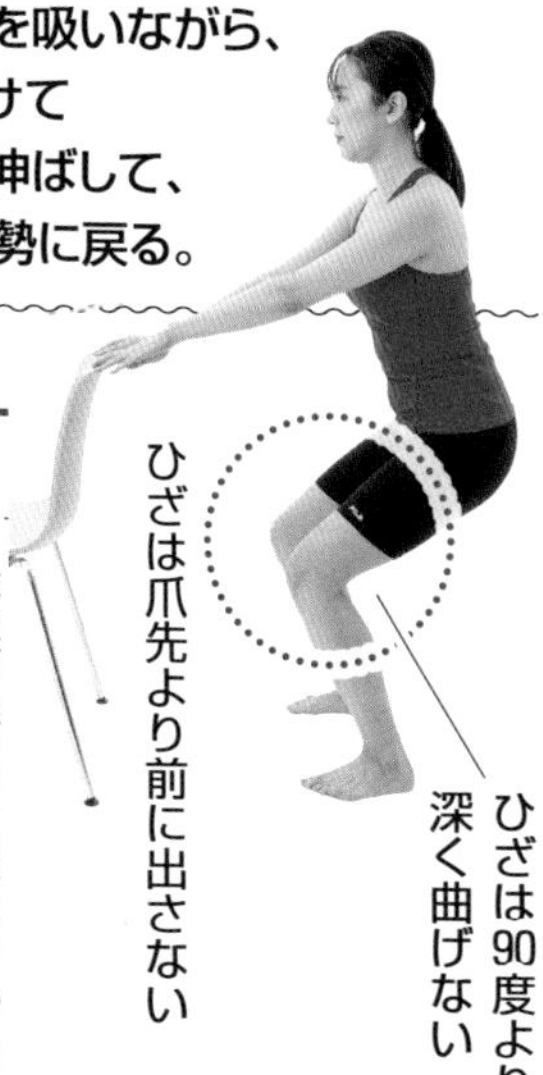
ひざは爪先より前に出さない
ひざは90度より深く曲げない

注意

体操を行うさいは、やりすぎは症状を悪化させるので無理のない範囲で行い、途中で痛みなどが生じたら中止しましょう。

❶～❷を5回くり返して1セット　約1分

1日3セット行う

片足立ち

太ももの前側（大腿四頭筋）、太ももの裏側（ハムストリングス）、太ももの内側（内転筋）を鍛えることができます。

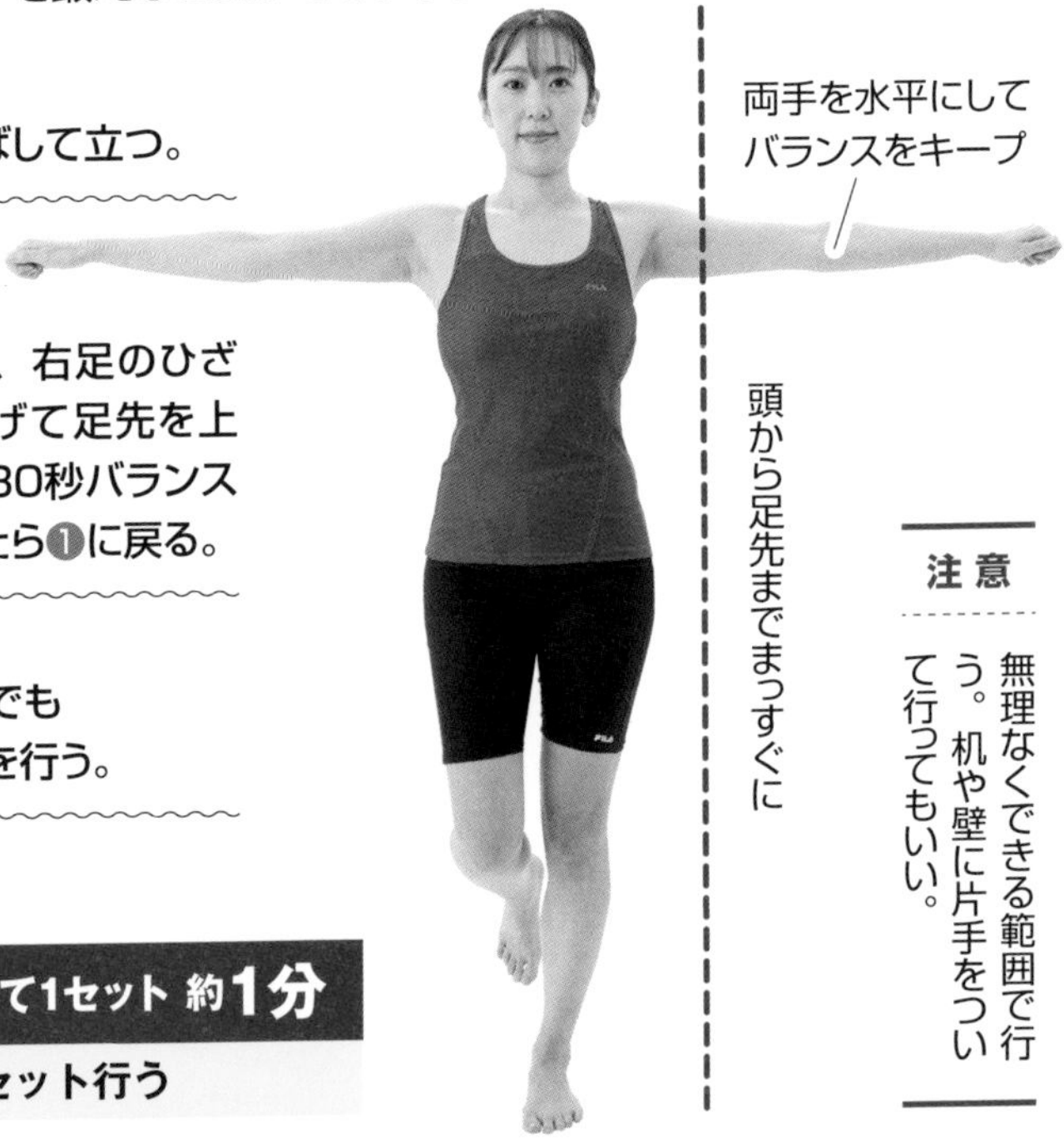
両手を水平にして
バランスをキープ
頭から足先までまっすぐに

❶ 背すじを伸ばして立つ。

❷ 両手を広げ、右足のひざを後ろに曲げて足先を上げる。20～30秒バランスをキープしたら❶に戻る。

❸ 反対側の足でも同様に❶❷を行う。

❶～❸を行って1セット 約1分

1日3セット行う

注意

無理なくできる範囲で行う。机や壁に片手をついて行ってもいい。

横向き足上げ

お尻の横側（中殿筋）を鍛えることができます。

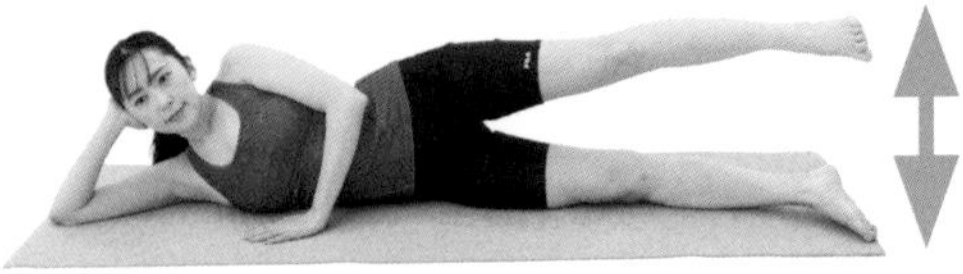

やり方は
78ページを参照

後方系アプローチの術後脱臼予防体操①

後方系アプローチではお尻の大殿筋や外旋筋群を切るので、術後はこれらの筋肉を意識して鍛えましょう。

腰浮かせ

お尻（大殿筋）を鍛えます。

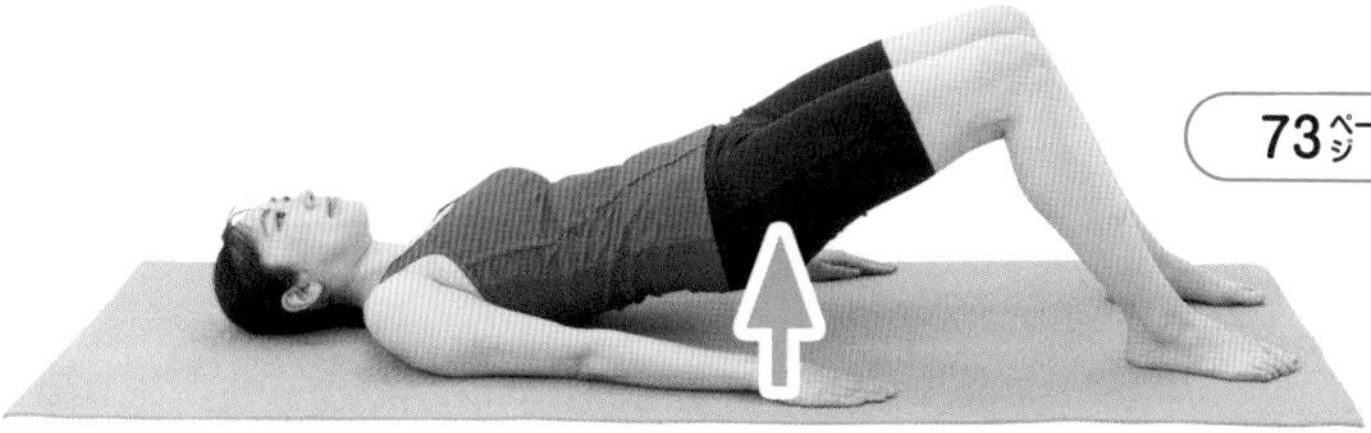

やり方は
73ページ を参照

あおむけ足パタパタ

外旋・内旋の動きをよくする体操です。

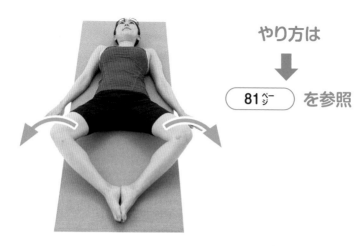

やり方は
81ページ を参照

前方系アプローチの術後脱臼予防体操❷

筋肉を切らない前方系アプローチであっても太ももの筋肉は多少のダメージを受けるので、脱臼予防体操を行いましょう。

あおむけ足上げ

太ももの前側（大腿四頭筋）と腸腰筋を鍛えます。

やり方は
71ページを参照

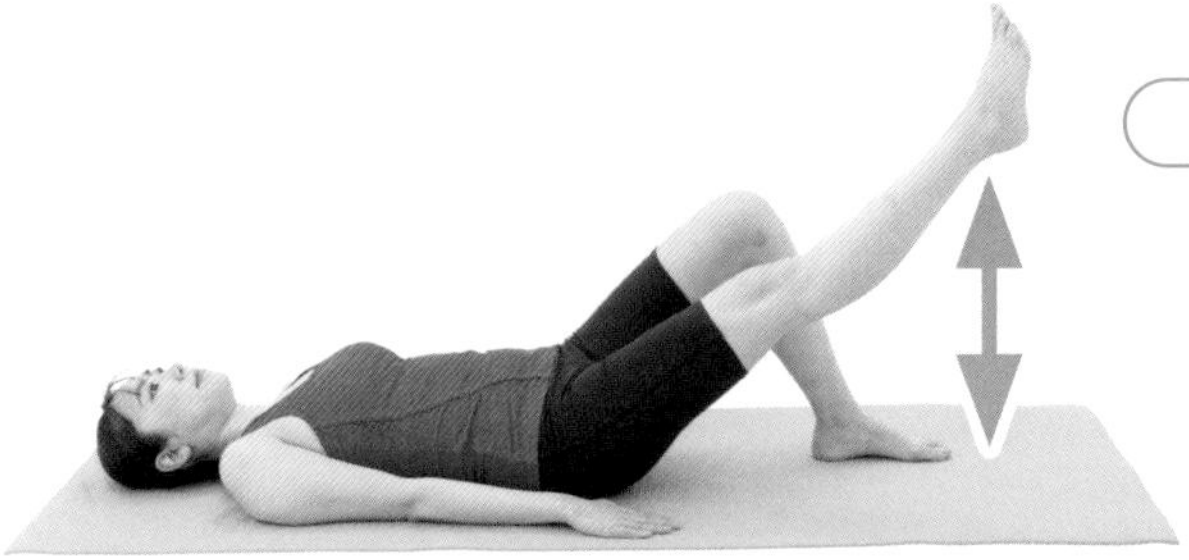

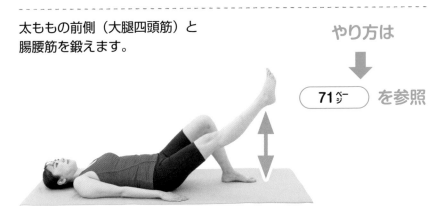

ハーフ腹筋

体の表面を覆うフロントラインと股関節を安定させる腸腰筋を鍛えます。

やり方は
71ページを参照

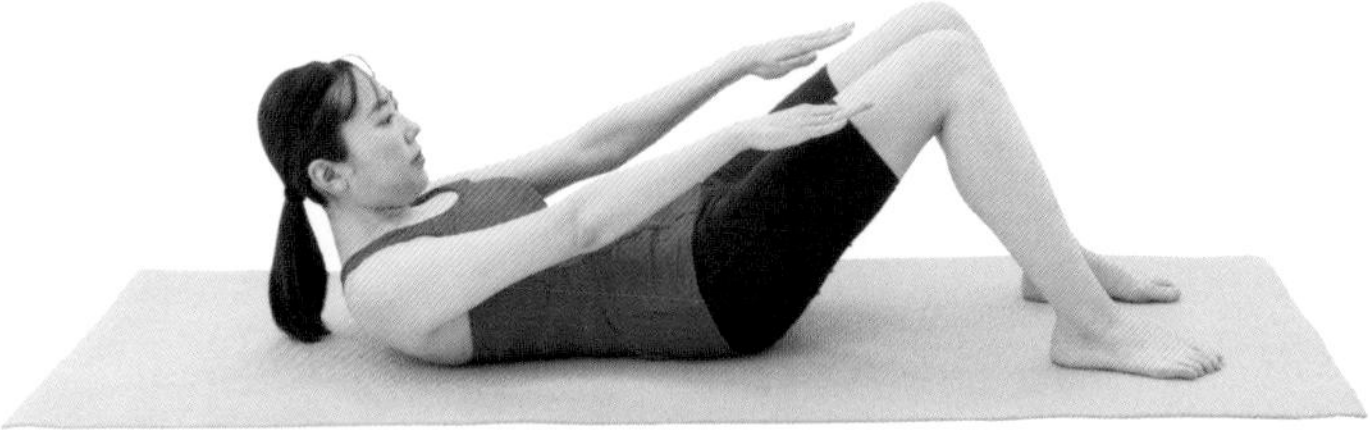

気をつけよう！脱臼などを招く「危険な動作」一覧

深く曲げない！内側にひねらない！など
股関節痛や人工股関節の脱臼を防ぐために さけるべき「日常生活に潜む危険な動作」

ここで紹介するのは、股《こ》関節に負担がかかり痛みを招きやすい日常動作です。人工股関節全置換術の手術を受けた人の脱臼《だっきゅう》予防はもちろん、手術を受けていない人も、こうした動作をさけることが大切です。

寝返りするとき

○ 寝返りをするときは両足をぴったりつけて、まっすぐにそろえて行う。

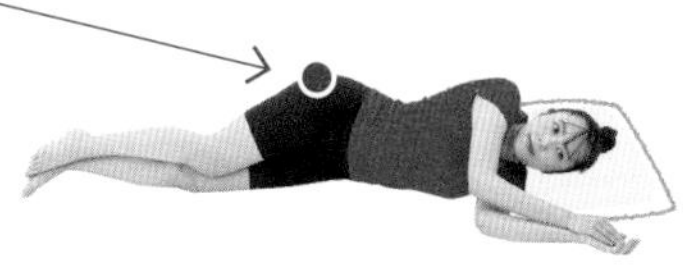

× 爪先を外側に向けた状態で足を後ろに反らすのはNG! 前に脱臼する恐れがある。

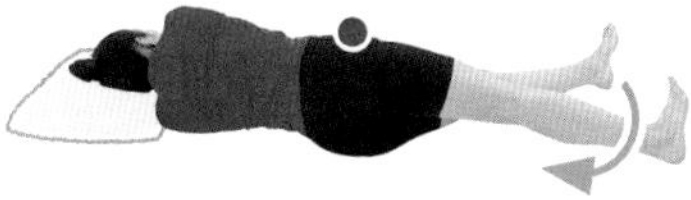

○ 足をまっすぐにそろえて寝返りをするとき、両足でバスタオルを挟むといい。足が内側に入るのを防ぎ、安全に寝返りができる。

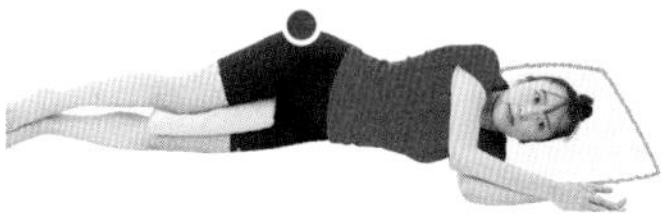

× 足を深く前に曲げて内側にねじると後ろに脱臼する恐れがある。

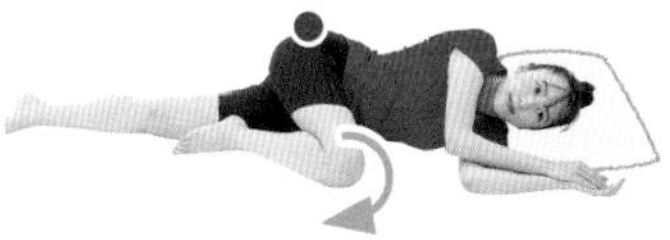

起き上がるとき

まずは、両ひじをついて、頭を起こす。

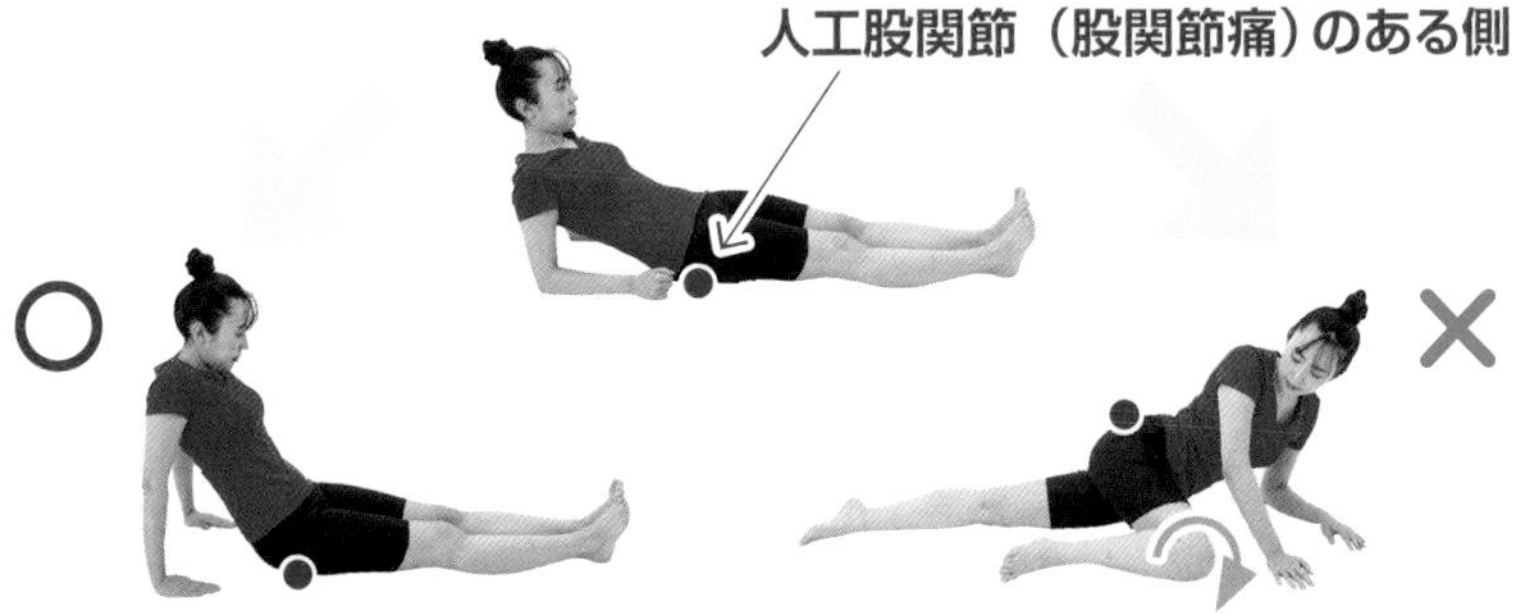

足をねじらないようにして、両手で上半身を支えてまっすぐ正面に起き上がる。

足を深く前に曲げて内側にねじると後ろに脱臼する恐れがある。

ベッドから起き上がるとき

まずは、両ひじをついて、頭を起こす。

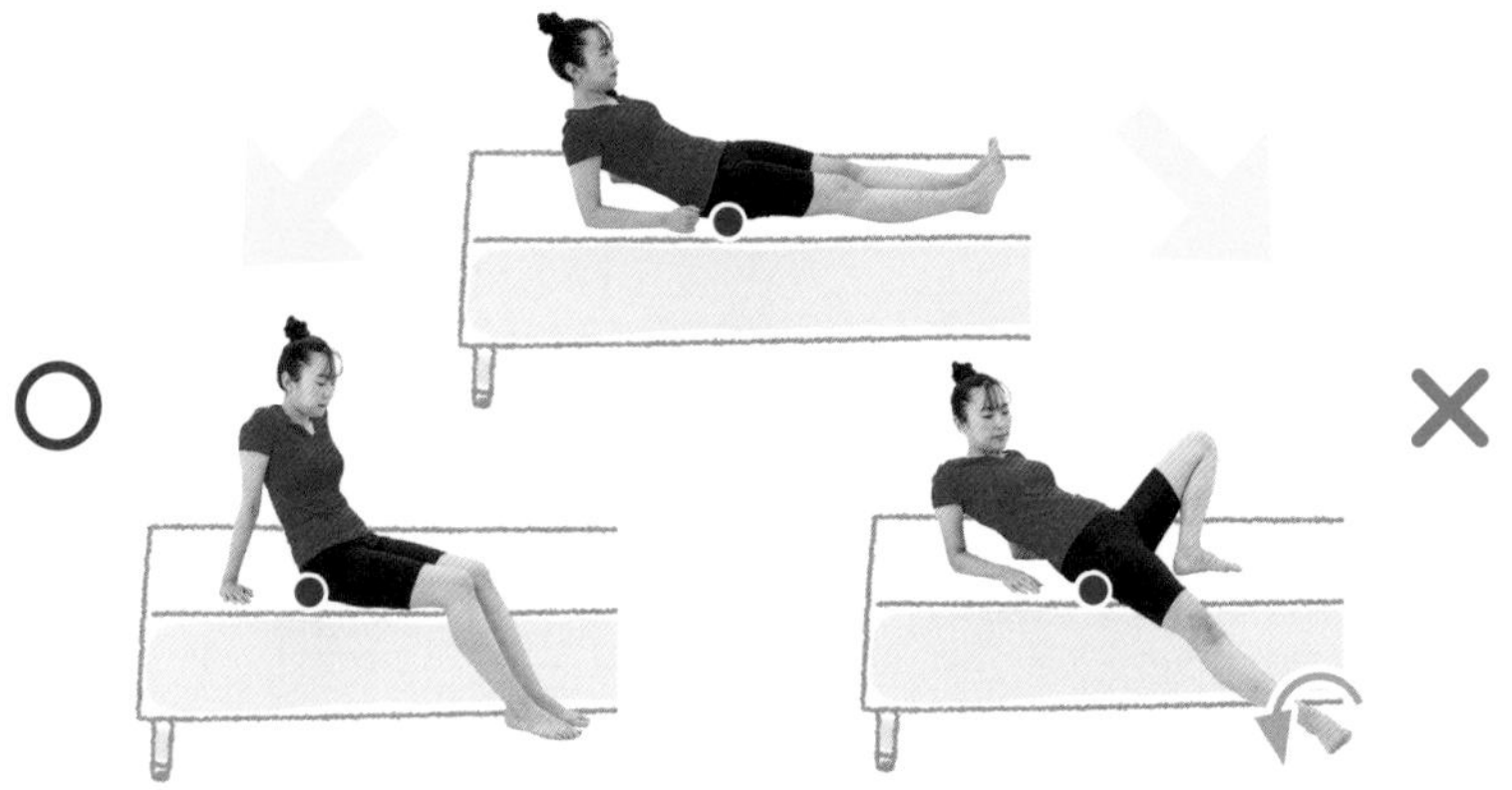

両足をそろえ、ベットから足を下ろすときに足が後ろに反らないように注意して起き上がる。

爪先を外側に向けた状態で足を後ろに反らすと脱臼する恐れがある。

床に座るとき（机がある場合）

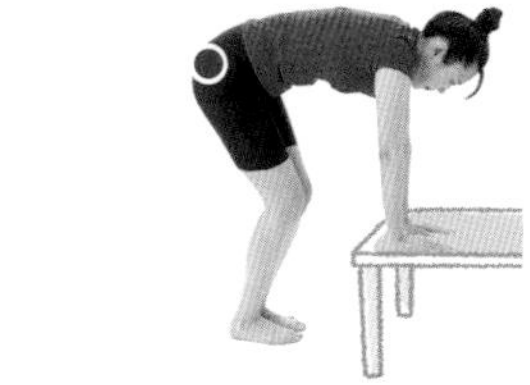

❶ 腰から上体を前に曲げて
ちゃぶ台に手をつく。

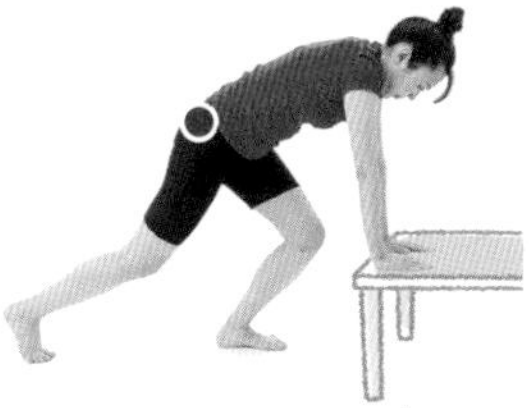

❷ ちゃぶ台を支えにして、
人工股関節（股関節痛）のある
側の足を後ろに引きながら、
反対側の足に体重をのせて
床にひざをつく。

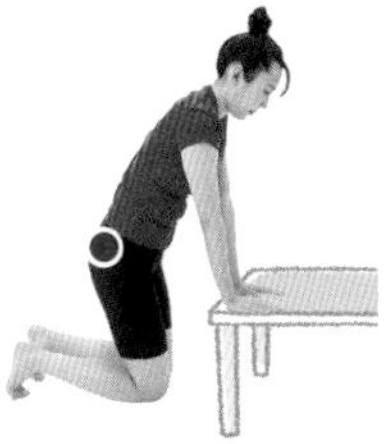

❸ 人工股関節（股関節痛）のある
側の足を反対側の足にそろえる。

イスの高さと立ち上がりの関係

○

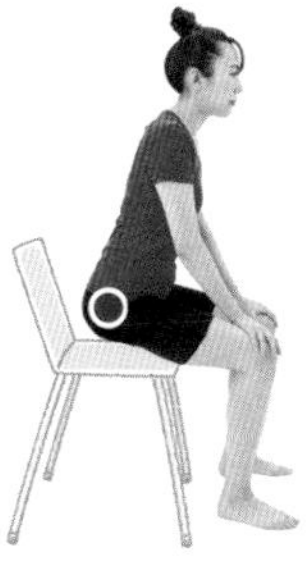

立ち上がるときに安全なイスは、腰かけて股関節とひざが同じ高さになる、または、股関節がひざより高くなるもの。

×

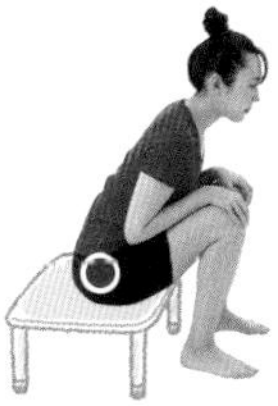

低いイスでは、腰かけると股関節がひざより低い位置になるのでNG! 股関節が深く曲がりすぎるので後ろに脱臼する恐れがある。

床に座るとき、床から立つとき

床への座り方

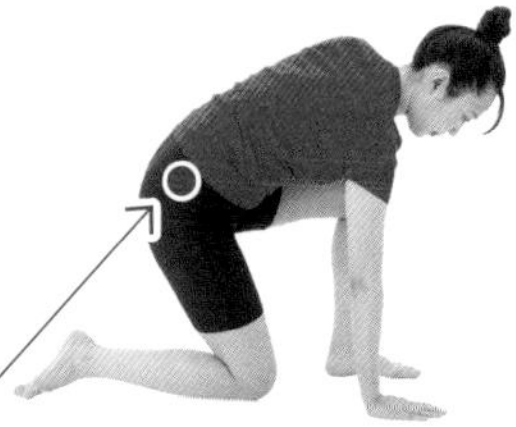

人工股関節（股関節痛）のある側

❶ 人工股関節（股関節痛）のある側の足（右足）を後ろに引いてしゃがむ。反対側の足を前に立て、床に手を伸ばす。

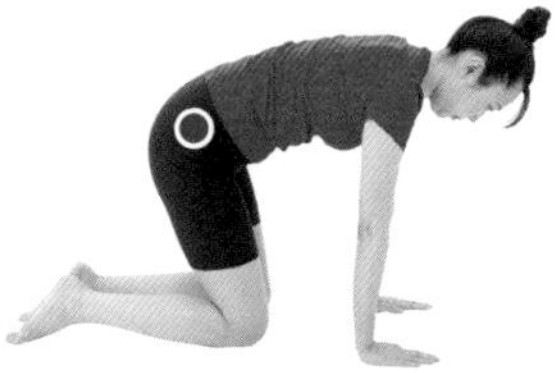

❷ 前に両手をつき、ゆっくりと両ひざをついて、四つんばいになる。

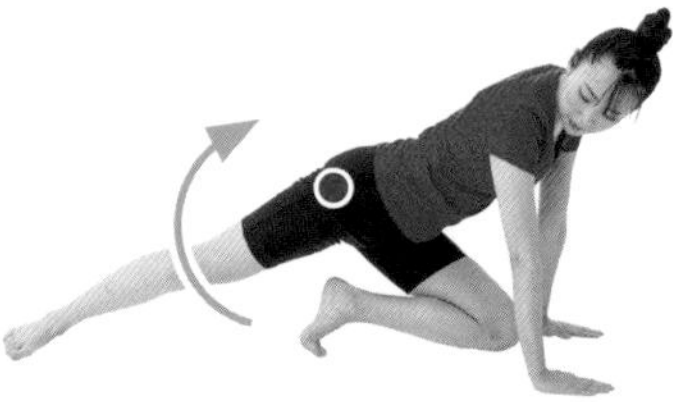

❸ 人工股関節（股関節痛）のある側の足のひざを伸ばしながら、反対の左足を軸にして、右方向に回る。このとき患側の足を外側にねじらないように注意する。

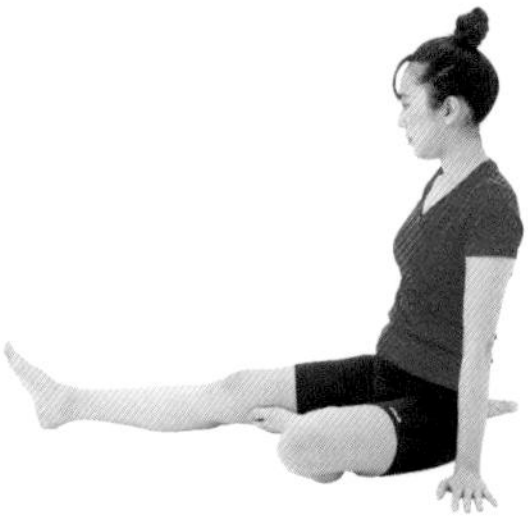

❹ 静かにお尻をつく。

床からの立ち上がり方

床に座っている状態から立ち上がるときは、「床の座り方」の逆の順番❹→❶で行う。

注意したい座り方のいろいろ

安全な座り方

○

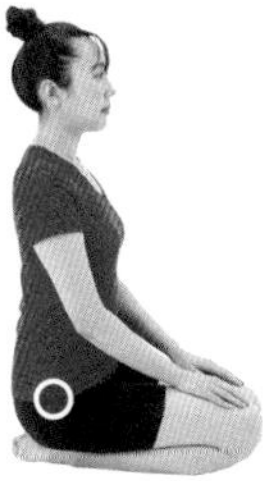

股関節が深く曲がっていないので安全。股関節を90度よりも深く曲げないようにする。

脱臼の恐れがある危険な座り方

×

股関節を曲げた状態で両方の足を内側にねじっている座り方。

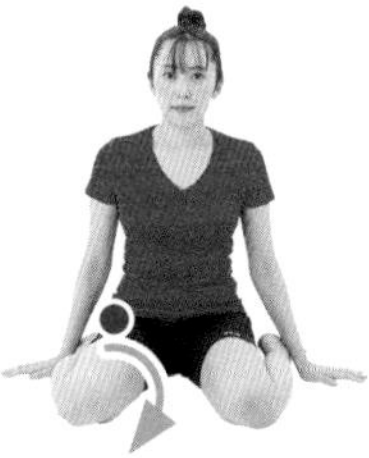

×

人工股関節（股関節痛）のある側の足を内側にねじっている座り方。

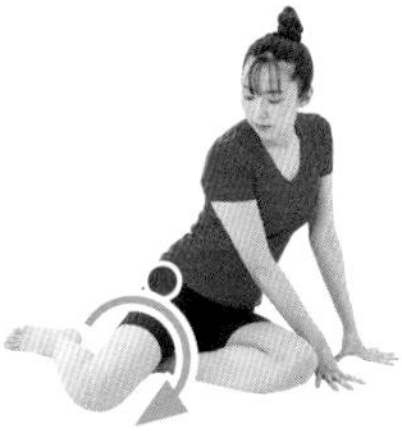

×

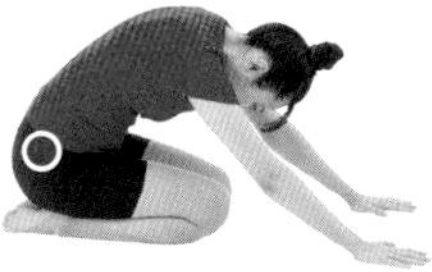

股関節を深く曲げてお辞儀をするのはNG!

×

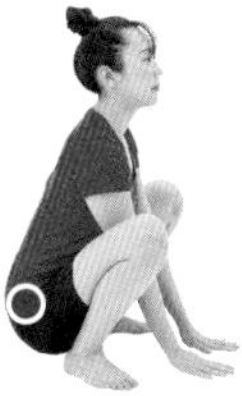

深くしゃがみ込むと股関節が深く曲がるので危険。和式トイレもこれと同じ動作なので注意。

床に座るときは正座を心がける

×

横座りは人工股関節が後ろに脱臼する恐れがある。

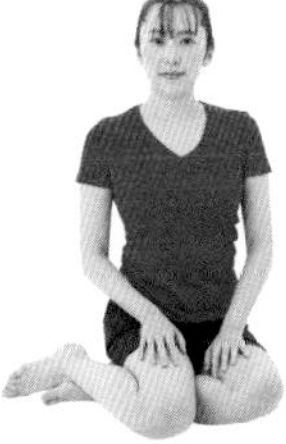

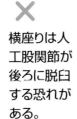

×

ペタンコ座りは人工股関節が後ろに脱臼する恐れがある。

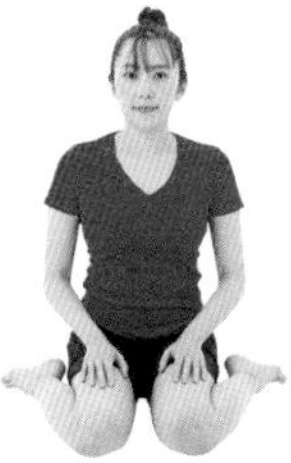

上に手を伸ばすとき

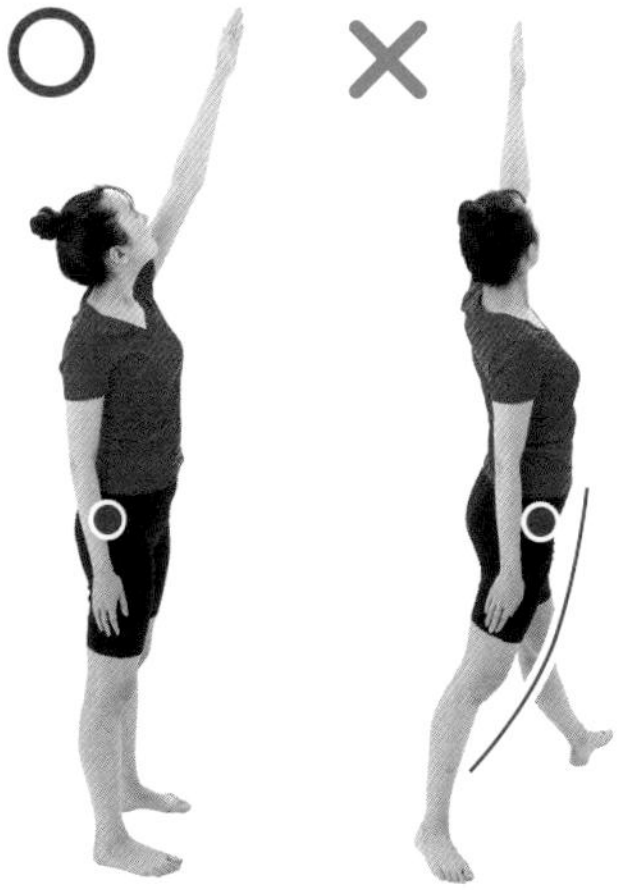

○ 高いところにあるものを取ろうと手を伸ばすときは、足が後ろに反らないようにする。

× 爪先を外側に向けて足を後ろに反らすのはNG！ 人工股関節が前に脱臼する恐れがある。

背伸びをするとき

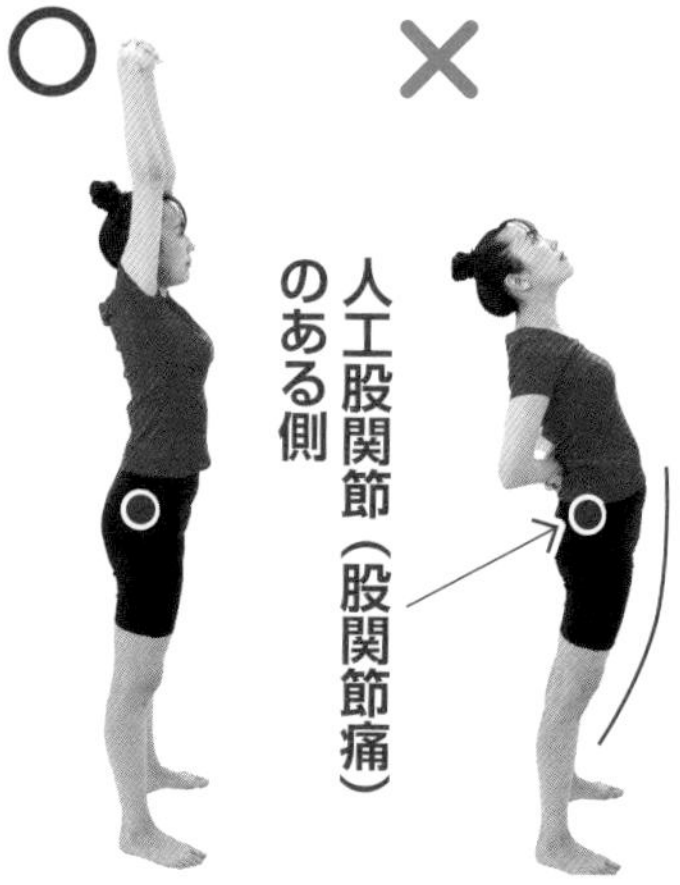

○ 足が後ろに反らないように真上に向かって伸びる。

× 爪先を外側に向けて足を後ろに反らすのはNG！ 前に脱臼する恐れがある。

物を拾うときの注意点

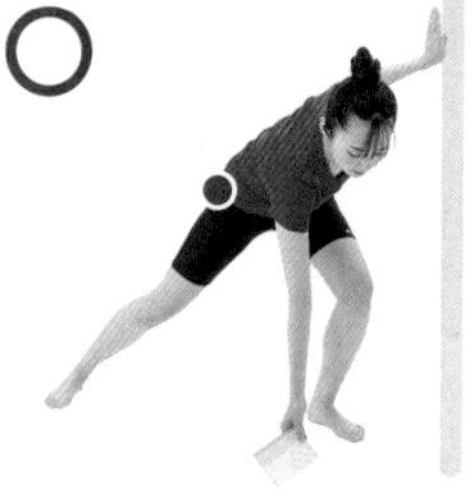

壁などに手をつけて、体の安定を保ちながらしゃがむ。健康なほうの足を曲げて物を拾う。

人工股関節（股関節痛）のある側の足は後ろに反らないように伸ばして、深く曲げない。

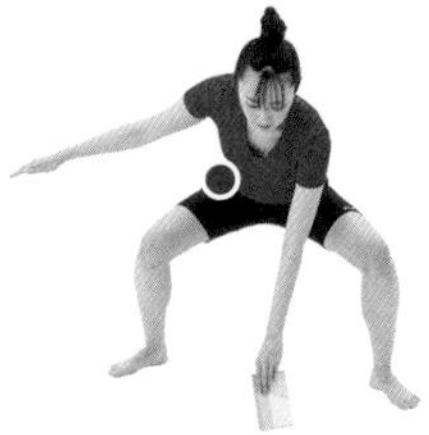

つかまるところがない場合はそんきょの姿勢でしゃがんで拾う。

症例報告 4

末期の変形性股関節症の激痛に悩んだが、MISによる人工股関節全置換術で全快し大好きなテニスを再開

松田《まつだ》郁代《いくよ》さん（仮名・64歳）は8年ほど前、右の股関節が急に痛くなり、しだいにその痛みが強くなってきたため、整形外科を受診しました。X線検査の結果、**末期の変形性股《こ》関節症**であることがわかりました。

松田さんが受けた手術は体への負担が少ない**MIS（最小侵襲手術）**（126ﾍﾟｰｼﾞを参照）です。太ももの前側を7〜8ｾﾝﾁ切って、筋肉をよけながら人工股関節を入れる前方系アプローチ（129ﾍﾟｰｼﾞを参照）が用いられました。手術は2時間ほどで終わり、翌日から歩くリハビリがスタートし、**約2週間で退院**することができました。

退院後も毎日リハビリを続け、**半年後には趣味のテニスを再開できるほど回復しています。**

MISによる人工股関節全置換術で全快した（X線画像）

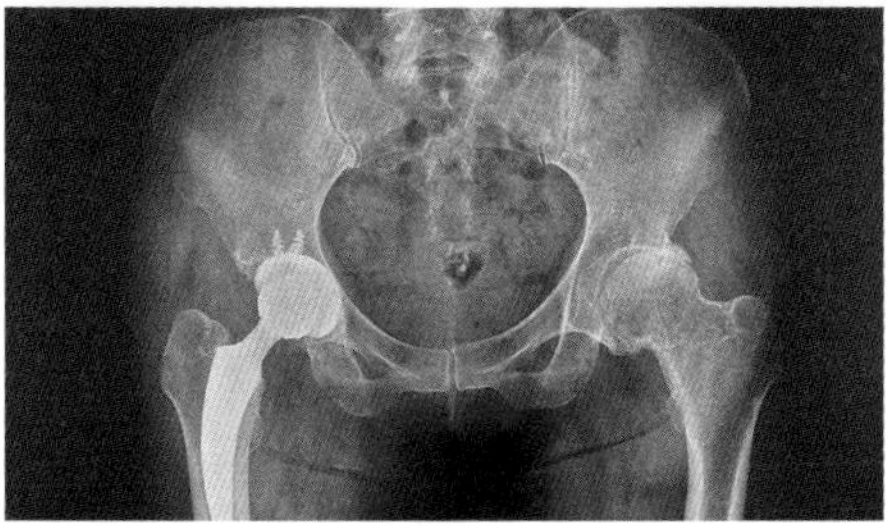

症例報告 5

股関節がはずれやすく左足のつけ根の痛みに悩んだが骨切り術で改善し子育ても安心

丸山沙織《まるやまさおり》さん（仮名・34歳）が、左足のつけ根に強い痛みを感じたのは社会人になってまもなくのころです。整形外科を受診したところ、**変形性股関節症**と診断されました。丸山さんの股関節は正常な人と比べると寛骨臼《かんこつきゅう》が浅く、大腿骨《だいたいこつ》の先端が削れていました。また、通常よりも関節がはずれやすく、**このままだと歩けなくなる**可能性もありました。医師は、**軟骨があまりすり減っていない**ことや**骨の強度が十分である**ことなどから、丸山さん自身の股関節を活かせる**骨切り術**をすすめました。

丸山さんは手術を受けることにしました。将来、子供が生まれたら何週間も入院するのは難しいと考えたからです。手術は無事成功しました。

今は二児の母となった丸山さん。手術後は痛みから解放され、子供といっしょに歩くたびに手術をしてよかったと喜んでいます。

・本書のご利用にあたって・

本書で紹介する体操は、変形性股関節症の病気自体を治すものではありません。痛みや可動域の改善のための保存療法であり、対症療法の一つです。股関節痛の実際の治療では、経口内服薬や湿布などの薬物療法のほか、注射療法、物理療法、マニュアルセラピー（徒手療法）などを組み合わせることで、より高い効果が得られる場合が少なくありません。

読者のみなさんの中には、股関節痛があっても、ご自身で病院に行くほどではないと判断する人もいるかもしれませんが、正しい診断を受けることはとても重要です。股関節に痛みがあれば、病院やクリニックを受診し、股関節を専門にしている医師にX線撮影などの画像診断をしてもらいましょう。まれではありますが、股関節痛には大腿骨頭軟骨下脆弱性骨折や、一過性大腿骨頭萎縮症などの見逃されやすい病態や疾患が潜んでいる可能性もあるため、正確な鑑別が必要です。診断を受けたうえで、運動療法を行いましょう。

本書では、違和感なども含む、原因がはっきりしない痛みから、変形性股関節症によくある疼痛への対処法の一つとして、さまざまな体操を取り上げています。

変形性股関節症は、手術後も含めて、運動をしてはいけないということはなく、安静にしすぎるとかえって症状を悪化させてしまうことが少なくありません。変形性股関節症にかぎらず、整形外科の領域では、どんな疾患でも治療の一環として保存療法を行います。また、病気の有無にかかわらず、健康寿命の延伸という意味でも、運動は非常に重要なのです。

たとえ保存療法を試して効果がない場合でも、現在ではすばらしく発展した手術による治療方法もあるので、恐れることなく運動療法に取り組んでほしいと思います。

なお、内科的な疾患などがあり、主治医から運動制限を指示されている人は、主治医に確認してから運動や体操を行ってください。

著者紹介

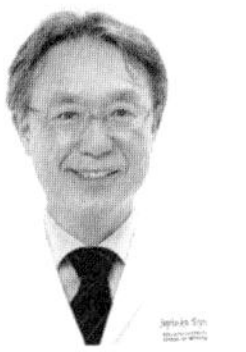

高平尚伸（たかひら なおのぶ）

北里大学大学院医療系研究科整形外科学/スポーツ・運動器理学療法学教授
北里大学医療衛生学部リハビリテーション学科教授
北里大学大学院医療系研究科長

北里大学医学部を卒業後、同大学医学部整形外科学講師、同大学病院整形外科医局長、同大学大学院医療系研究科講師などを経て現職。専門は股関節外科学。変形性股関節症の病態と治療の研究が専門で、最小侵襲手術（MIS）を手がけるなど、この分野のオーソリティとして活躍。リハビリテーション学にも精通し、股関節痛におけるセルフケアの重要性を啓蒙するとともに、患者さん自身が簡単にできる運動療法の指導も治療に取り入れている。日本整形外科学会専門医、日本人工関節学会認定医、日本スポーツ協会公認スポーツドクター、日本股関節学会理事、日本人工関節学会評議員、日本整形外科学会変形性股関節症診療ガイドライン策定委員会委員、日本整形外科学会学術用語委員会委員長。柏レイソルのメディカルアドバイザー、東京2020オリンピック選手対応ドクターも務めるほか、テレビや書籍などでも積極的に情報発信している。

股関節痛
こわばり だるさ 脚長差 自力で克服！
名医が教える最新1分体操大全

2023年３月14日　第１刷発行
2024年１月24日　第７刷発行

著　　者　高平尚伸

編 集 人　上野陽之介
編　　集　わかさ出版
編集協力　オーエムツー／荻 和子　梅沢和子
装　　丁　下村成子
本文デザイン　赤坂デザイン制作所
イラスト　魚住理恵子　萱 登祥　デザイン春秋会
撮　　影　文田信基（fort）
モ デ ル　中川朋香
発 行 人　山本周嗣
発 行 所　株式会社文響社
〒105-0001　東京都港区虎ノ門２丁目２－５
共同通信会館９階
ホームページ　https://bunkyosha.com
お問い合わせ　info@bunkyosha.com

印刷・製本　中央精版印刷株式会社

ISBN 978-4-86651-616-5

本書は専門家の監修のもと安全性に配慮して編集していますが、本書の内容を実践して万が一体調が悪化する場合は、すぐに中止して医師にご相談ください。また、疾患の状態には個人差があり、本書の内容がすべての人に当てはまるわけではないことをご承知おきのうえご覧ください。